もっと！
エンジョイ
できる

在宅医療

NK Revolution in Home Care

患者さん、ご家族の不安を解消する
在宅医療の秘訣を全公開

医学博士
小林直哉

現代書林

はじめに
――私たちがめざす在宅医療とは

始まりは「断らない救急」からだった

自分の家の畳の上で、最期を迎えたい――。そのような高齢者の気持ちを忖度するかのように、国はいま、入院医療から在宅医療へ舵を切りつつあります。

しかし、体の機能が低下し、体力の衰えたお年寄りを在宅に迎え入れて、困惑しているご家族もおられるのではないでしょうか。家族だから一緒に住みたいけれど、どう介護していけばよいのかわからない。在宅で、本当にちゃんと看られるのだろうか。そういう不安を抱えているご家族も多いと思います。

在宅医療や介護は、確かに大変な面もありますが、やり方次第で楽しくもなり、幸せにもなります。本書のタイトルにあるように、在宅での医療や介護をもっとエンジョイできれば——。それは、患者さんの健《すこ》やかな老後のためだけでなく、ご家族がご自分の生活や精神状態を守るためにも必要なことです。

私が理事長を務める当院が、本格的に在宅医療に取り組むようになったのは、2012年のことです。きっかけは、「断らない救急」でした。

その2年前（2010年2月）に、私は当院の院長に着任したばかりでした。その当時は、当院をはじめ、系列の介護老人保健施設・日立養力センター、居宅介護支援事業所、訪問看護支援センターもうまく機能しておらず、赤字経営が続いていました。そこで病院を立て直すために、私が真っ先に取り組んだのが、断らない救急でした。

折しも、救急患者のたらい回しが、全国的に問題になっていました。一刻を争う病気やケガは、ちょっとした遅れが生死を分けます。実際、たらい回しにされて、助かる命が助からなかった例もあります。

どんな救急患者さんでも、24時間受け入れる。これを私たちは、地域に根ざした中核病院の使命として、果たすことにしたのです。

この「断らない救急」の取り組みは、マスコミでもずいぶん取り上げられました。しかし考えてみれば、断らない救急は、救急病院として当たり前のことです。それができない現状にこそ、問題があると言わざるをえません。

断らない救急の成果は、着実に上がりました。当院の救急搬送数は大幅に伸び、現在、岡山市東区でトップ。入院病棟も満床の状態が続いています。

しかしそうした目に見える成果だけでなく、目に見えない、あるいは数字に現れない実績も数多く積むことができました。

それは、スタッフの意識変革とチーム医療の構築によって、地域のニーズに合った質の高い医療を提供できるようになったことです。その試みの一つが、在宅医療の取り組みでした。

治療が終わったあとの選択を、どうするか

全国的にも有名な西大寺がある東区は、岡山市の東のはずれにあります。隣の中区とは百間川で隔てられており、どちらかといえば地元性の強い土地柄で、市の中心部に比べる

と住民の平均年齢は5歳ほど高めです。

ですから救急で搬送されてくる患者さんも、地元のお年寄り、特に一人暮らしや老老介護のお年寄りが多く、私はそのことに少なからず驚きました。岡山大学病院の勤務が長かった私は、救急といえば、若い人の命を助けるというイメージが強かったからです。

救急で搬送された患者さんは、急性期の治療が終わってそのまま退院される人もいますが、リハビリや療養が必要なケースもあります。特に高齢の患者さんは体が脆弱で、歩行困難やADL（日常生活動作）の低下、嚥下障害などがあるため、すぐには自宅に戻せない人が大半でした。

しかし、リハビリが終了し、ある程度体力が回復したら、退院していただかなくてはなりません。ではその先はどうするのか。高齢者の場合、退院後の受け入れ支援という問題が持ち上がってきます。

一人暮らしのお年寄りや、家族がいても介護が期待できないお年寄りは、病院を退院したあと、どうしたらいいのでしょうか。

そこから、必然的に在宅医療に目が向くようになりました。

幸いなことに、私たちの病院には、同じ法人にお年寄りを受け入れる受け皿があります。先ほど述べた、介護老人保健施設や居宅介護支援事業所といった福祉施設です。20年以上前にこの病院の創業院長がつくった施設ですが、時代を先取りした院長の取り組みは、先見の明があったと思います。

これらの施設を活用し、スタッフを教育し直してマンパワーを生かせば、退院後の患者さんを受け入れたり、在宅医療のサポートができます。そこから、私たちの在宅医療・介護への取り組みが始まりました。

「その人らしい生き方」を全うするために

私たちが日々の医療でいちばん大切にしていることは、患者さん本位の治療を行うことです。そのために、患者さんとのコミュニケーションを大事にしています。

ご家族を交え、主治医、看護師、薬剤師、栄養士、介護士、そして担当のリハビリスタッフが一堂に会した家族参加型ケアカンファレンスを行い、患者さんやご家族の気持ちに寄り添った医療を心がけてきました。

患者さんの退院支援も同じです。多くの患者さんは、病状が落ち着いたら自宅に帰り、できれば自宅で最期まで自分の生を全うしたいと願っています。それは、人間として当然の欲求で、住み慣れた自宅で、家族に囲まれて気兼ねなく生活できることほど幸せなことはありません。

それを助けるのが、在宅で医療や介護サービスを行う在宅支援です。

在宅支援を受けながら、最期まで自分のしたいことをして90年の生涯を全うされた患者さんもいました。その患者さんの名前を仮にTさんとします。Tさんは末期肺がんでしたが、どうしても自宅に帰りたいと在宅医療を選択され、当院の訪問看護支援センターから看護師が定期的にTさんの自宅に通っていました。

病院では、タバコもお酒も禁止されていました。しかしTさんはそんなに長くない人生、自分の好きなように生きたいと、在宅に帰ってからはタバコをたしなみ、晩酌も楽しんでいました。そういうTさんを、ご家族は温かく見守っていました。

「本人がしたいことをさせたい」。そう思っていた家族は、ご本人の希望をいちばんに考えていたようです。在宅の主治医もそれを容認し、訪問看護師もTさんの体の様子を見ながら、注意深く介助を行っていました。

そんな風に自分の意志を通してきたTさんですが、ある朝、自分の部屋で亡くなっているのを家族が発見しました。ご家族は、「最期まで好きなように生きられて、本人に悔いはなかった。私たちも満足です」とおっしゃっていました。

このように、病気があっても人生の最期まで、その人らしく自由に生きられれば、結局は幸せな人生を全うできたと言えるのではないでしょうか。

自分の人生の最期をどう生きるか。退院後の選択は、自分の生き方の選択でもあります。

昔は、お年寄りはあまり自分の気持ちを表に出すことはありませんでしたが、いまは高齢者も自分の考えを持っており、最期をどうしたいか、自分で決める人が多くなっています。「リビングウィル（生前意思）」という考え方も、そこから生まれました。

自分の人生を悔いなく生きるために、終末期にどのような選択をすべきなのか。それは、その人の死生観につながる問題です。

より主体的な死を選ぶために、主体的に生きたい――。在宅医療は、そのためにある選択肢だと私は思っています。

とはいえ、まだ在宅医療を十分に提供できる環境が整っているとはいえません。制度には矛盾もあります。そのような中で、もっと楽しめる在宅医療のあり方を、読者のみなさんと一緒に考えていきたいと思います。

なお、本書は最後の第４章に、在宅医療や介護の仕組みがわかる基本的な情報をまとめました。必要な人は、先に第４章から目を通していただければ幸いです。

小林　直哉

目次

第2章 在宅医療の成否はチーム医療が握る

第3章

もっとエンジョイできる在宅医療を

第4章

在宅医療の仕組みを知っておこう

第 1 章

中核病院が担う、地域に密着した在宅医療

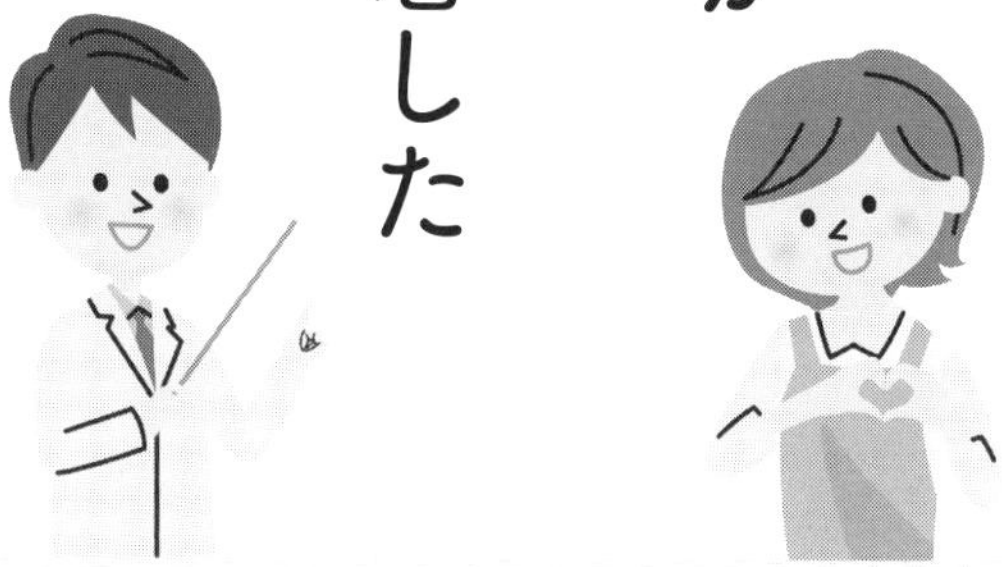

在宅医療への道筋は、入院した時から始まる

私たちが断らない救急から在宅医療への道を広げたことは、先にお話ししました。患者さんは、当院に直接救急搬送されることもありますし、大学病院で急性期の治療を終えた患者さんを受け入れる場合もあります。

そういう患者さんたちが、そのまま療養病棟に入院することも珍しくありません。高齢の患者さんは、体力が落ちていたり、持病があったりして、退院するまでにある程度のリハビリや体力の回復が必要だからです。

私たちは急性期から療養期までの間を、3か月を一つの目安にして患者さんを退院にもっていけるようにしています。

問題は、そのあとです。医療的な処置が必要なく、入院前の生活が送れるようなら、そのまま退院してご自宅に帰っていただきます。しかし、患者さんによっては、自宅に帰れない事情もあります。一人暮らしでいままでの生活を維持できないようなケースや、夫婦

二人暮らしで夫または妻が体力的に介護できないケース、子どもたち家族と同居していても、それぞれの事情で介護できない家庭もあります。

退院を迎えた患者さんが、その先、在宅に戻れるかどうか。それは患者さんの病状、体調、家庭環境などによって異なってきます。

病院は、患者さんを受け入れて、治療をすれば終わりという時代ではなくなりました。退院後も、どうしたら患者さんが困らず、健やかに生活できるか、患者さんと一緒に考える時代になったのです。

特に私たちのような地域の中核病院は、地域住民を医療の面から支えるという使命がありますから、治療を終えてその先どうするか、地域に帰った時どう関わるかということが大事になってきます。

幸い当院には、同じ法人傘下に介護老人保健施設・日立養力センターと、居宅介護支援事業所、訪問看護支援センターがあります。また、院内には理学療法士や作業療法士、言語聴覚療法士といったリハビリ専門職が揃っています。こうした傘下の施設と連携し、マンパワーを活用すれば、退院後の患者さんを医療の面からサポートできます。

こうして、私たちの病院の、在宅医療の取り組みが始まりました。

在宅を見据えた療養期の管理……薬をやめてみるという選択も

患者さんの退院支援は、患者さんが入院した時から始まっています。入院時に患者さんの情報をしっかり把握して、退院に向けての目標設定を行い、支援への準備に取り組みます。

当院には、急性期病棟と回復期病棟（療養病棟）があります。急性期の治療が終わると、患者さんは療養病棟に移動し、退院に向けて少しずつ準備をしていきます。病棟を移ることで、患者さんやご家族にも、そろそろ退院が近いことを知らせ、心の準備をしてもらいます。

私は、急性期の治療が終わって療養病棟に移ったら、まず薬の見直しを行います。高齢の患者さんの場合、急性期はどうしても薬が増えます。本来の病気の治療だけでなく、軽い認知症やうつ症状、不眠などの症状が出たり、消化器の働きが弱って便秘や下痢になったりするからです。

大きな病院で急性期の治療を終え、当院が受け入れた患者さんの中に、14種類もの薬を飲んでいる患者さんがいました。多量の薬を飲み続けていると、それが蓄積されて、いろいろな症状が出てきます。一日中ボーっとしていたり、グーグー寝てしまったり、ふらついたりして危険なこともあります。

特に透析の患者さんは、当院に転院されてきた段階で、10種類以上の内服薬がある方がほとんどです。調子が悪いと、どんどん投薬数が増加してしまいがちです。すると、どの薬が効いて、どの薬の副作用が出ているのか、まったくこんがらがってしまいます。そういう時、私の先輩の透析医療に詳しい方から、「そういう際には、いったん、すべての薬をやめてみるのがいいよ」とアドバイスを受けました。

この患者さんの場合も、思い切って14種類の薬すべてをやめてみたところ、一週間後には、傾眠状態から覚醒して、リハビリに行けるようになりました。このように、見違えるほど元気になったという経験が非常に印象深く、私の脳裏に刻まれています。

「困ったら、薬をやめてみる」。これが私の信念の一つになったのです。

ですから、安定期に入ったら、いったん薬を全部やめてもらいます。当然、本人とご家族の方の了解を得てからですが、心筋梗塞や脳梗塞の後で、どうしても休薬できない場合はもちろん継続します。ただ、こうした薬を飲んでいると出血傾向といった悪い面もありますので、できるだけ半減期が短く作用が同等な薬に代えさせていただいています。

2日ほど薬をやめると薬が抜けますから、その上で必要な薬を出します。それを増やしたり減らしたりしてトライ&エラーをくり返し、適切な量に調整してから、自宅に帰っていただくようにしています。

薬には副作用がありますから、私は、ふだんから必要最低限の薬しか出さないように心がけています。特に体力のないお年寄りは、薬の量に配慮する必要があります。

リハビリや体力回復のための療養病棟は、急性期病棟のように、入院期間のしばりはありません。ですから、必要なら6か月いても1年いてもかまわないのですが、2か月を目標に(急性期を入れると3か月まで)退院日を決めます。3か月を一つの区切りにしているのは、退院に向けて患者さんご自身に頑張っていただきたいからです。

また、あまり入院が長くなると、患者さんに甘えが出てきます。食事の好き嫌いを言ったり、リハビリをさぼったりと、わがままが出てくるのです。また家族も、患者さんを病院にまかせっきりにして、顔を見せなくなったりします。看護師やスタッフとのなれ合いを防ぐためにも、特別のケースを除いて、3か月を一つの区切りにしているのです。

ご家族の思いをすくい上げる

私が力を入れていることの一つに、ご家族を交えたカンファレンスがあります。カンファレンスとは、会議とか研究会あるいは検討会のことで、たいていの病院では患者さんの治療方針などを検討するためにカンファレンスを行っています。

当院では週に1回、医師、看護師、薬剤師、管理栄養士、理学療法士など、多職種のスタッフが集まって、それぞれの立場から患者さんの病状などについて意見交換をし、情報を共有して、今後の方針などを決めます。

そのカンファレンスに、患者さんやご家族にも参加していただきます。そこで患者さんやご家族が困っていること、病院への要望などを聞き、スタッフみんなが一緒に考えるきつかけにするのです。こういう家族参加型のカンファレンスは、一般的にはあまり行われていないと思います。

また、週に一回行われる回診にも、なるべくご家族に来てもらいます。そこで回診やリハビリの様子などを見てもらうと、患者さんがどれくらい回復しているか、どれくらいで自宅に戻れるか、客観的な目で見られるようになります。病院の壁に、一目でわかるように経過表を大きく張ることもあります。当然、個人情報ですから、他人からは見えにくい場所を選びます。

患者さんの退院をスムーズにするためには、こうしたご家族の客観的な認識が必要です。このように、「我々にできること、患者さんが自分でできること、ご家族ができること」をその都度確認しあって、お互いのゴールに向かいながら、時には修正しながら、チーム医療を行うことにしています。登山でも天候によっては、行程を適宜変更しないといけませんよね。

特に重要な退院前カンファレンス

退院の準備のための退院前カンファレンスは、退院の1か月くらい前からご家族に入ってもらい、退院についての意思の確認や、退院に向けた調整を行います。このカンファレンスには、メディカル・ソーシャルワーカー（ＭＳＷ）、ケアマネージャーも参加し、退院後の具体的な生活設計なども行います。

病院のスタッフは、入院患者さんを1日も早く元気にして、在宅に帰したいと思っています。しかし果たしてそれができるかどうかは、患者さん一人ひとりの状況に照らし合わせて考えなければなりません。

その時に大事なことは、ご家族の気持ちです。患者さんだけでなく、ご家族がどのように考えているのか、その思いをできるだけすくい上げて、退院後の患者さんのその後を決めていかなければならないのです。

複数のキーパーソン（意思決定者）が家族サイドにおられることもよくあります。

その際には、実際に在宅でいちばん関わりを持たれる方を中心に、退院後のお話をさせていただきます。この「退院後に誰がいちばん患者さんと関わるのか」を明確にしておかないと、退院後に問題が生じることになります。そのため、ケアマネージャーが一緒にカンファレンスに参加することが大事なのです。

ケアマネージャーは、ご家族とのお付き合いも長く、こうした家族関係を最もよくご存じですので、私はケアマネージャーの意見を尊重するように心がけています。

ご家族が考える最良のゴールとは何か？　カンファレンスの目的は、それを聞いて、それに沿った退院支援の道筋をつけることです。それ以上のことをしてもいけないし、もちろんそれ以下でもだめです。そのためには、ご家族との意思の疎通が大事になってきます。

しかし実際は、カンファレンスの場で言いたいことを言えるご家族は、そう多くはありません。家庭にはそれぞれの事情があり、大勢の前で話せないこともあります。病院に言いたいことがあっても、本音を口に出せる人は、そう多くはないのです。

ですから、その場で話していただかなくてもけっこうです。あとで、ＭＳＷや看護師に相談してくれればいいのです。

私たちがいちばん知りたいのは、ご家族の本音です。本当に在宅介護を望んでいるのかどうか。患者さんの家族の中には、看る気はないのに、「看たい」という人がいたり、実際は看られないのに、無理して「看ます」という人がいます。

しかし、本当のところはどうなのでしょうか。もし看られないのなら、それはそれで対策の立てようはあります。施設やグループホームもありますし、医療が必要な場合は別の病院への転院もできます。

選択肢は、一つではありません。複数あるのです。その中から、患者さんご本人の意向を聞き、無理なくできることを選択すればいいのです。そのために、ケアマネージャーやMSWといった専門の相談員がいるわけですから。

ゴールを明確にする

ご家族が考えるゴールと、私たちが考えるゴールにギャップがあると、すれ違ったまま患者さんが退院の日を迎えてしまいます。

COLUMN 1

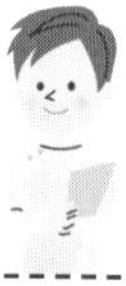

患者さんが考える「治る」と、病院が考える「治る」は違うのです

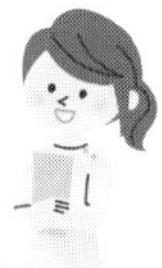

病気やケガが治るとは、どのような状態をいうのでしょうか。多くの人は、Ｙさんのご家族と同じように、入院前の状態に戻るイメージを持っているのではないでしょうか。

ところが病院側では、そうは考えていません。専門的な治療が終わり、病状が落ち着いた状態を「治る」と考えています。つまり、もう病院でするべき治療がない状態です。もし、回復期や維持期のリハビリが必要なら、それはリハビリ専門病院や老健施設の役割です。この認識のギャップが埋まらないと、すれ違いがいつまでも続いてしまいます。

このような事例がありました。

Ｙさんは、交通事故にあい、高次脳機能障害になった30代の男性です。大学病院で脳を開いて血腫を取るという大きな手術を受け、当院がＹさんを受け入れた時は、気管切開して人工呼吸器を三つつけた状態でした。その後、Ｙさんは奇跡的な回復を遂げ、寝たきりではありますが、呼吸器がはずれて会話ができるようになりました。

ご家族としては、事故前の体に戻って、社会復帰できると思っていたようです。しかし、Yさんがいま以上によくなることは、医学的にはとうてい無理な話です。ご家族は、歩けない、社会復帰もできない息子を受け入れることができず、Yさんは退院の予定日が来ても自宅に帰れないままでした。

在宅に帰る前は、それまで以上に緊密なカンファレンスが必要です。Yさんの例では、専門スタッフがYさんの病状をご家族に説明し、ゴールのギャップを埋めるように努力しています。

たとえば、理学療法士からはリハビリの現状を説明して車イスの利用を勧めたり、管理栄養士からは食べやすい食事の形態を提案して食事のアドバイスをするなど、今後どうしたらよいか、ご家族と全体の擦り合わせをしています。そして再度プランを練り直し、退院調整をしているところです。

しかし本来なら、こうしたご家族とのギャップがないことが、いちばんです。そのために、急性期治療が終わり療養期に入ったら、常にゴールを見据えてご家族とコミュニケーションを取り、意思の疎通を図っていきます。

キーパーソンは誰か

私たちが願っているのは、患者さんが最期まで「人として」生きられるようにケアすることです。退院後も、人としての尊厳を保ち、その人らしい生き方をするには、退院後の支援先をどうするかが大事なポイントになってきます。

退院に向けての支援が必要になるのは、がんや認知症、誤嚥性肺炎などの病気があったり、入院前よりADL（activities of daily living＝日常生活動作）が低下していたり、退院後の生活の見直しが必要な人など、入院が長期化しそうな高齢の患者さんです。

退院支援をスムーズにするためには、できるだけ多く患者さんの情報を集め、退院後どうしたらよいのか目標を設定し、それに向かって準備していきます。介護サービスが必要な人は、入院中に介護保険の手続きもしておきます。

患者さんの退院後の支援先を決める時に重要なのが、患者さんの家族背景です。どんな家族構成か。患者さんと家族の仲はどうなのか。誰が介護して、誰に意思決定権があるのか。そういうことを把握して患者さんの支援先を決めないと、あとで家族の中に不満が出たり、問題が起きることがあります。

なかでも重要なのは、誰が意思決定者か、ということです。このキーパーソンによって、支援先も違ってきます。

もちろん、ご本人が自分で意思決定し、それが言えればいいのですが、家族に遠慮して言えない人や、どうしたらいいのか決められない人もいます。そうなると、ご家族と相談しながら、決めていかなければなりません。

その家族の意思統一ができておらず、バラバラだと、なかなかまとまりません。たとえば、実際に介護する人と意思決定権を持っている人が違ったりすると、考えがまったく違うことがあります。

大事なことは、何を中心に考えるか、ということです。患者さんのこれからの生活を決めることですから、まずご本人の気持ち、意思が大事です。それを優先して、ご家族の意見をまとめなければなりません。

その中で、キーパーソンが誰なのか、よく見きわめる必要があります。そして、そのキーパーソンを軸に、支援先の調整を行います。ちなみにキーパーソンとして望ましいのは、患者さんをいちばん理解し、実際に介護を行う人です。

納得感のある退院調整が必要

退院に対しては、患者さんの中にもいろいろな反応があります。皆さんが必ずしも喜んで自宅に帰りたいと思っているわけではなく、自宅に帰ることに不安を感じている患者さんもいます。

不安の理由はいろいろです。自分の体力に自信がなかったり、病気に対して不安を感じていたり、家族に迷惑をかけたくないと思っている人もいます。

そういう患者さんに、私はあえて、退院を勧めることがあります。自宅に帰って以前のように生活ができれば、それが自信になりますし、前向きな気持ちを持てるようになります。けれども、そのとき必ずひとこと、言い添えます。

「自宅に帰って、少しでも調子が悪かったり、おかしいことがあったら、すぐに戻ってきていいんですよ」と。この一言が、いろいろな不安を取り除き、躊躇がなくなります。

そう伝えることで、患者さんやご家族の安心感が違ってきます。一回退院してしまったら病院とは縁が切れて、具合が悪くなっても病院に戻れない。夜中に何かあった時に診てもらえない。患者さんには、そんな漠然とした不安があるようです。

反対に、退院日を延ばすこともあります。ご本人の不安感が強い時は、とことん病気（症状）を治して、不安がなくなるまでいてもらいます。

患者さんの中には、痛みがまだあったり、体調が不完全だと、退院後が心配で、退院日が近づくにつれて「うつ」になる人がいます。そういう人が不安な気持ちのまま退院すると、病気が再発したり、体調を崩したりすることがあるからです。

退院調整は、患者さん、ご家族とよく話し合って、誰にとっても納得感のある退院を迎えられるように心がけています。そして、退院された後も、ご本人が安心するまで、外来に通院していただきます。

ここまでできれば在宅に帰れる

急性期病棟から療養病棟への移動は、退院が一歩近づいた目安になります。療養病棟でのリハビリが終われば、次はいよいよ自宅に帰れますから、患者さんは退院に向けてリハビリを一生懸命するようになります。ご家族も、患者さんを迎え入れる心の準備をするようになるでしょう。

では、どこまで患者さんが回復し、何ができるようになったら、自宅に戻れるのでしょうか。そのいちばんの目標を、私は「一人でトイレができること」に置いています。自宅での生活で最も大事なことは、排泄です。トイレでの排泄が一人でできれば、家族も在宅での介護を受け入れられます。ですから、まずトイレまでの歩行、移動をしっかりと確保するためのリハビリを最優先に行います。

トイレといっても、自宅のトイレである必要はありません。ポータブルトイレでけっこうです。ベッドからポータブルトイレに移動し、ポータブルトイレで座位を確保し、ベッドに帰ればいいのです。そのためには、まず30分間ベッドで座る練習をします。

それまで寝たきりでいた人は、ベッドから体を起こすだけで起立性の低血圧になり、めまいやふらつきを起こします。ですから、まず体を起こす訓練をし、それからベッドに座り、30分間その姿勢を維持する訓練を積みます。

30分間座った状態を維持できれば、車イスで移動できます。院内を車イスでくるくる回ったり、リハビリ室などに移動して、車イスに座れる時間を徐々に長くしていきます。

そうやって持久性をつけると同時に、昼夜が逆転しないように、昼間は起きている習慣をつけて、日内リズムをつくります。

車イスで移動できるようになれば、リハビリ室でのリハビリが始まります。平行棒で立つ練習から始め、だんだん歩く訓練をしていきます。

高齢者はすり足になりやすいため、転倒しやすくなります。ポータブルトイレでも自宅のトイレでも、夜間トイレに行けるようになるには、しっかり歩ける訓練が必要です。

ただし、ふくらはぎが硬縮している人は、立つことができません。したがって歩行訓練はむずかしくなります。そのあたりの見きわめを早いうちにしておくと、リハビリのゴールも見えてきます。ゴールが決まったら、それに向けて集中的にリハビリを行います。

また、ベッドから立ち上がり、トイレをすませてベッドに戻るまでの基本動作の確認も必要です。

リハビリをする際に大事なことは、患者さんの自宅での動線です。それを知っておけば、自宅に帰った時にどんなリハビリが必要かわかるので、退院前にあらかじめ患者さんの自宅の家屋調査を行います。

患者さんがふだんいる部屋は1階なのか2階なのか、トイレまでの距離はどれくらいなのか、お風呂はどこにあるのか、部屋に入るまでに段差はあるのか……など、患者さんの居住環境を調べます。それによって、ポータブルトイレを設置したり、入浴介助を依頼したり、段差のあるところに手すりをつけるなど、在宅に戻ったあとの生活設計をすることができます。

また、患者さんの居住範囲を決めることで、必要なリハビリを効率的に行うことができます。その範囲の中で患者さんが生活していれば、無駄に動いて転倒するような事故も防げます。

COLUMN 2

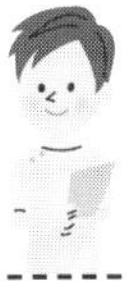

在宅のための家族教育も必要

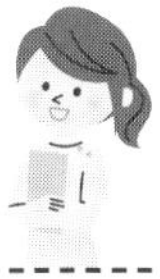

私は若い頃、アメリカのネブラスカ州立大学に１年間、肝移植の勉強のために研修留学していました。日本では、肝移植をしたら２～３か月の入院が普通ですが、アメリカでは１週間足らずで退院になります。患者さんは管をいっぱいつけたまま、ユニバーシティハウス（大学病院に近いアパートのような感じです）に帰りますが、その管の管理や消毒は家族にまかされます。入院中に、家族が全部できるようにトレーニングして、患者さんを家に戻すのです。困ったら、すぐに大学病院の看護師さんが出向いて、相談に乗ります。そして、医療が必要な際には、その看護師さんが、大学病院の主治医の先生に連絡をとってくれて、大学病院での医師の診察が受けられるように段取りをしてくださいます。

日本のような国民皆保険制度のないアメリカは、医療費が高額です。したがって入院はなるべく最小限にとどめ、あとは在宅療養になりますが、そのために、徹底した家族教育を行います。日本も、在宅に戻った患者さんの家族教育にもっと力を入れたら、もう少し充実した在宅医療ができるのではないでしょうか。

退院に向けた脳梗塞のリハビリ

リハビリが必須の病気に、脳梗塞があります。脳梗塞は、脳の血管が詰まってその先に血液が流れなくなり、脳細胞が壊死する病気です。原因となる疾患として、脳の血管の動脈硬化が進んで血栓ができる脳血栓症と、他の部位の血栓が血流に乗って脳の血管に届き、血管を詰まらせる脳塞栓症があります。

どちらも、異常に気づいたら素早い対応が必要です。遅れると、死んだ脳細胞の部位によって、半身マヒや言語障害など、さまざまな後遺症が出てきます。

近年、脳梗塞による死亡率は下がっていますが、退院後大きな問題になるのが、後遺症による患者さんの生活の質（ＱＯＬ／quality of life）の低下です。半身マヒや言語障害が残ったら、患者さんの生活の質は著しく低下してしまいます。それは身体面だけでなく、心にも後遺症を残してしまいます。

その後遺症から、できる限り回復し、自立した生活を送るために必要なのが、リハビリテーションです。

脳梗塞のリハビリは、大きく三段階に分かれます。脳梗塞発症直後から3週間くらいまでの間に行われる「急性期のリハビリ」、病状が安定した後、3～6か月程度行われる「回復期のリハビリ」、それ以降に行われる「維持期のリハビリ」です。一般的に急性期のリハビリは病院で、回復期のリハビリはリハビリ病棟や専門施設で集中的に行い、維持期のリハビリは在宅で行います。

・急性期のリハビリ

病院で行う急性期のリハビリの目的は、病後の寝たきりによる廃用症候群の予防です。廃用症候群は、体を使わないことによって筋肉や関節や臓器の機能が衰えていくことで、入院や寝たきりはこれを加速させます。したがって、発病後、できるだけ早くリハビリを行う必要があります。

当院でも発症後なるべく早く、リハビリスタッフがベッドサイドでリハビリを開始します。具体的には、手足の関節を動かしたり、寝たきりによる床ずれを防ぐための体位変換などが中心になります。

急性期の患者さんは、体力面でも精神面でも不安定な状態に置かれています。ですから運動をしていきなり血圧が急変することがありますから、それを避けるために、医師や看護師と連携をとり、慎重に行います。これも、チーム医療の一つです。

・回復期のリハビリ

病状が安定してきたら、身体機能の回復に力点を置き、日常生活で必要な食事、歩行、排泄などができるように、さまざまな機能訓練を行います。脳梗塞の場合、医科診療報酬点数上の受診できる上限は、原則として最大１８０日までです。大部分の方は、この期間内に、日常生活ができる水準くらいまでに回復しています。

・維持期のリハビリ

回復期のリハビリが終わったあと、自宅を中心に、日常生活を営みながら行うのが維持期（在宅）のリハビリです。目的は、回復した身体機能を維持することで、生涯にわたって行います。

また、回復期までに回復せずに残った後遺症に対しても、在宅リハビリが中心になります。

脳血管疾患のリハビリは、発症から6か月程度までがリハビリが効果的に実施できる期間とされています。その後は回復の程度に応じて、医療保険や介護保険が適用される訪問リハビリや通所リハビリなどのサービスを活用しながら、自宅でリハビリを行うのが一般的です。

脳梗塞は、ほぼ症状が固定する半年を過ぎると、後遺症の全容が見えてきます。したがって最初に脳梗塞が起きた時の症状と、発現した障害の度合いによって、後遺症からの回復がどれくらいなのか、だいたいの目算がつきます。そのゴールをめざして、リハビリが行われます。

頼れるご家族がいない患者さんをどうするか

患者さんが医療的に「もう大丈夫」というレベルにまで改善したら、基本的には自宅に戻れます。しかし、最近増えているのは、家族がいても、介護を頼れないケースです。

特に困難なケースとして多いのは、母親と独身の息子が同居している家族です。男性より女性のほうが長寿で高齢の人が多いことと、未婚の男性が多いことから、必然的に高齢の母親を息子が看るケースが増えてきました。

当院で困った事例として、次のようなご家族がありました。K子さんという80代の女性が心不全を起こし、救急搬送されてきました。当院を初めて受診する患者さんです。息子さんと2人暮らしで、息子さんが5年間、一人でK子さんを介護してきました。

彼は、しかし仕事と介護で疲れ切っていました。ですから、K子さんが療養病棟でリハビリを終え、退院の日が近づいても、退院の手続きをしようとしません。病院には、退社後ちらっと顔を見せるだけで、洗濯物を定期的にベッドの片隅において、看護師さんから逃げるように帰ってしまいます。

K子さんは、入院前より良くはなっていませんが、悪くもなっていません。しかし当院ではこれ以上する治療はなく、病状もそれなりに落ち着いているので、自宅に帰っていただくか、ずっと見ていただける病院への転院しかありません。

しかし息子さんは完全に介護放棄の様相で、家に連れて帰る意思がまるでないのです。また、転院先を探してくださる様子もまったくないのです。挙句の果てに、「社会保険料等を国にたくさん支払ってきた、国がどうにかしろ！　社会保険事務所の前に母親をほっぽり出してくれたっていい！」と無茶苦茶なことを言いだす始末でした。

確かに5年も自宅で母親の介護をしてきたのですから、疲れ切っているのも理解できないことではありません。スタッフも私も困り果てました。

何度もお電話で、期限なしで入院できる療養病院に転院するように勧めましたが、その後は、電話通知が当院からであるとわかると、電話に出ていただけなくなりました。病院に顔を出すのは午後6時前の約5分間でした。

地域包括支援センターにこうした事情を相談したところ、「第三者の立ち合いのもとで、こうした状況の説明をしたらどうか」とのアドバイスをいただきましたが、ラチが明かない日々が続きました。やむなく、当院の顧問弁護士に相談しました。息子さんが病院へ来られる時間帯を見計らって、30分前から数日間待機を依頼し、ようやく弁護士立ち合いのもとで、お話合いができました。

こうして、やっとご自宅へ退院していただきました。

しかし、その約20日後、某病院から、K子さんが救急入院されたので、情報提供を依頼したいとの連絡がありました。私は当院での治療状況を書面でお送りしましたが、その後も別の病院に入退院するなど、同じことをくり返している状況です。

このK子さんの息子さんのような家族は、MSWやケアマネージャーの介入を嫌うので、支援の必要なお年寄りが、結局支援を受けられなくなってしまいます。

昨今、介護に疲れた息子が母親を殺害するという、悲惨なニュースも耳に入ってきます。この事例でも、この先どんな問題が起きるか、不安は残ります。

一人暮らしや、頼れる家族のいない高齢者をどう支援するのか。在宅医療を進める上で、大きな課題です。

在宅支援の実際……私たちの試み

当院と同じ法人傘下に、居宅介護支援事業所と訪問看護支援センター、介護老人保健施設の日立養力センターがあります。いずれも20年ほど前に、当院を創立した元院長が創設したものです。しかし私が着任した当時、どの施設も名前だけで、完全な機能不全に陥っていました。

創立当初は、やがて高齢者が増えて、病院を退院しても行くところのない人や支援が必要な人が出てくるだろうという予測のもとに、この三施設はつくられました。現在、その予測通りの事態になっています。

実際に、治療が終わっても自宅に帰れない高齢者が増えています。ですから、退院後の後方施設、後方支援として、日立養力センターや居宅介護支援事業所、訪問看護支援センターとの連携が、非常に重要になってきたのです。

支援を受ける患者さんは、当院の患者さんが多いので、連携はスムーズです。病院の地域連携室が窓口になり、患者さんの情報はすべて一本化されて、日立養力センターや居宅介護支援事業所、訪問看護支援センターと共有されます。また、患者さんについてわからないことがあれば、常に電話、ファクス、メールで情報のやりとりをしています。

患者さんの退院支援は、入院した直後から始まり、院内のスピード連携会議で検討したり、実際に患者さんや家族を交えてカンファレンスを行っています。それに、ケアマネージャーや日立養力センターの職員、訪問看護師なども参加しますから、患者さん、ご家族

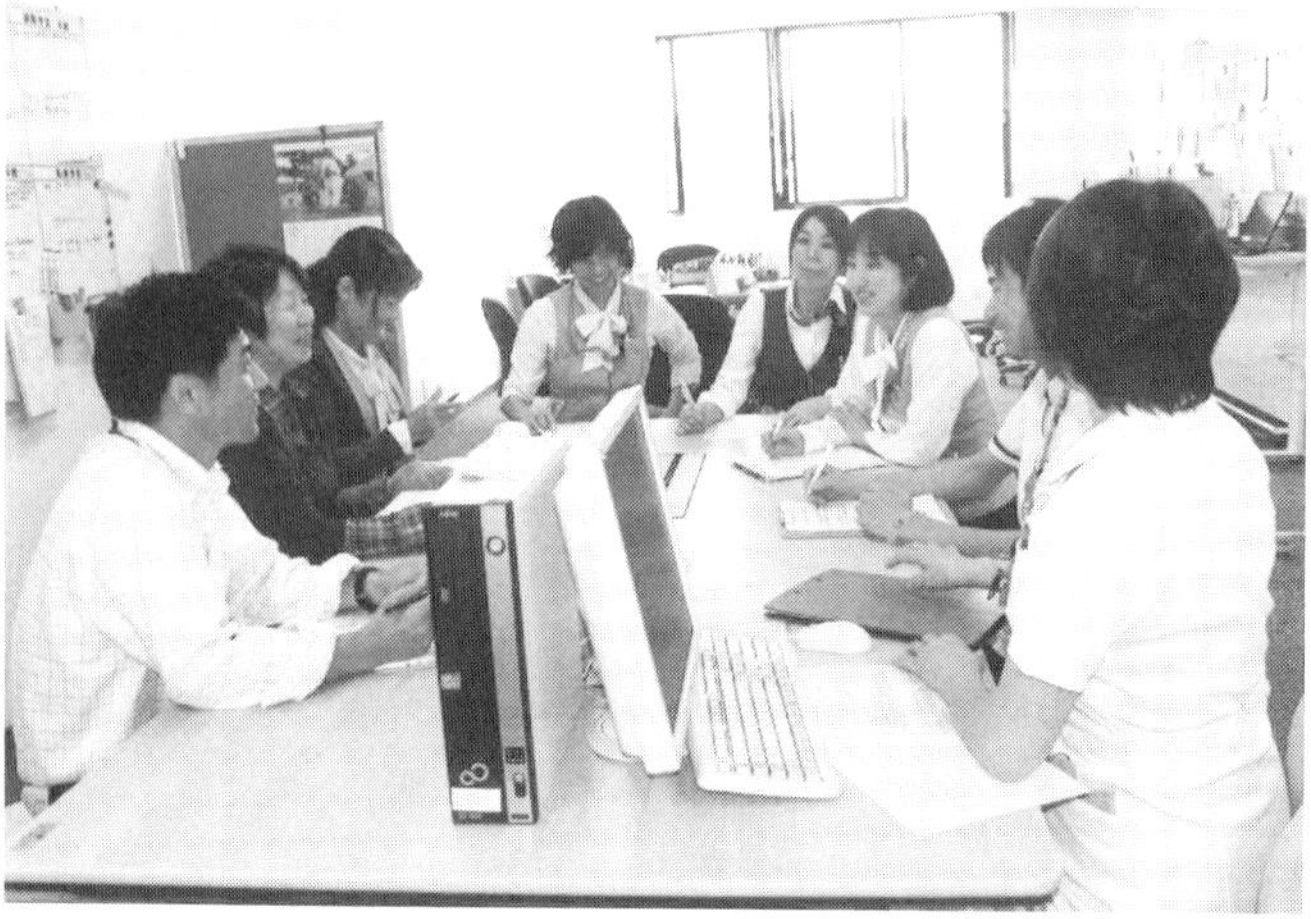
スピード連携会議の様子

とも顔の見える関係が構築できます。
同じグループとはいえ、それぞれの施設は独立していますから、当院以外から日立養力センターに患者さんを受け入れたり、他の居宅介護支援事業所からの要請で、訪問看護や訪問リハビリを派遣することもあります。
そういう形で地域の医療機関や介護施設との連携を深めることも、地域医療を支える上で大事です。このように、私たちの病院を中心に、居宅介護支援事業所、訪問看護支援センター、日立養力センターが連携しあいながら、それぞれの立場で患者さん（利用者）を支える体制が整備されました。
先ほど触れたスピード連携会議は、毎週木

曜日の朝9時半から一堂に会し、また、他の施設の管理者やケアマネージャーも参加するものです。当院の地域連携室で行っています。これまでに計250回を超えています。

在宅医療を支える緊急時のバックアップ体制

在宅に戻った患者さんにとっていちばん不安なことは、夜中に体調が悪くなったり、症状が急変することでしょう。

緊急事態が起きた時、選択肢は二つあります。一つは、救急要請すること。当院では24時間断らない救急体制をとっていますから、すぐに駆けつけることができます。

もう一つは、訪問看護ステーション、またはケアマネージャーに連絡して、訪問看護を要請することです。訪問看護もケアマネージャーも24時間対応ですから、深夜でも看護師が訪問し、その場で処置が必要ならかかりつけの往診医に連絡を取ったり、当院の救急に連絡します。緊急性が低いようなら、一晩様子を見て翌日外来を受診してもらいます。

こうした連携は、日立養力センターとの間でも確立されています。日立養力センターには医師が常勤していますが、夜間はいないので、夜間、入所者に何かあった際には、すぐに当院に連絡が入ります。状況によっては、救急車を差し向けることもあります。

私たちの強みは、老健施設や在宅支援の利用者に何かあった際、365日、24時間、病院で対応できることです。そこに、法人グループのメリットがあります。

連携は、密に取るほど早い対応ができます。ですから私は、具合の悪い患者さんの情報は、早めに病院に連絡するよう、日立養力センターに指示しています。

たとえば、夕方から患者さんの容体が悪い、熱がある、呼吸が苦しい、お腹が痛い……というような訴えがある時、経過観察をするのではなく、すぐにファクスで情報を送ってもらいます。ファクスする書面も必要事項がきちんと伝わるようにブラッシュアップして、今の形ができました（49～50ページの表を参照）。夜中になっていきなり具合が悪いと電話がかかってくるよりも、もっと早く連絡をもらっていれば、病院での治療が必要なのか、施設で診ていて大丈夫なのか、早い段階でこちらから指示ができるからです。

そのための連絡票も用意してあります。主訴は何か、家族の連絡先はどこか、といった大事な情報が一目で分かる簡潔な連絡票をつくって紙に残しておくと、連絡が必要な部署

岡山西大寺病院
担当医先生御侍史

（診療情報提供書）

10/21 CBC ワイセ 12570 連絡日 10月22日
CRP 21.6.
（記載者）
（病院秘書）

緊急・受診・報告（いずれかに○）

主訴（発熱。SPO2低下(80~77) (39.2°) O2 3ℓ吸入中）

10/17~夜間38~38.5°Cの発熱
昼はクーリングのみで37°Cまで下降みられる
SPO2 93~95。P.頻脈 100~110.
10/13~傾眠強く、絶食としラクテックG1000 点滴より

社会医療法人盛全会 介護老人保健施設
日立養力センター
岡山市東区吉原 247-1
医師 印
TEL：086-944-1177
FAX：086-944-1466

ID：

患者名	様 要支援・要介護（4）	男・女	生年月日	明 大 昭 平 22年 月 日生（69歳）
受診日時 ・ 先生	年 月 日（ ） 時 分 先生			
連絡事項 （処方等は別紙添付）	バルプロ酸ナトリウム細粒40% 0.8 2×MA マグミット錠330mg 2 2×MA アムロジピンOD錠5mg 1 1×M イーケプラ錠500mg 1 1×A （臨時）レボフロキサシン(500) 1T 1×(5) 10/18~ 服用			
バイタルサイン	体温 39 ℃ / 血圧 120/176 SpO2 77 % / 脈拍 120 回/分			
来院方法	自力の車　救急車（西大寺病院 ・ 市の救急車）			
西大寺病院への入院歴	ある（最終退院日 28年 6月 29日）　ない			
抗血小板剤の内服	ある（ ）　ない			
主な既往歴	正常圧水頭症、脳梗塞、エピ			
胃瘻の有無	有 ・ 無 / CVポートの有無 有 ・ 無			
緊急連絡先 （氏名）	（続柄 ） 携帯 自宅 （連絡 済・未） 当院受診			

食事形態 食事内容	全ミキサーペースト・ペースト・ヨーグルト (おやつ)ゼリー		223 ~~217~~ 号室	氏名		様 (69才) 男・女

H28 年 10月	17 日(月)	18 日(火)	19 日(水)	20 日(木)	21 日(金)	22 日(土)	23 日(日)
入所日数		16W					
BP(緑) 250 200 150 100 50 / P(青) 100 90 80 70 60 / T(赤) 39 38 37 36 35							
SPO2	94 93 95	94 92 91	95 94	95 95 94	92 93 92 93		
食事摂取量							
水分量	DIV	DIV	DIV	DIV+200	DIV		
尿(尿量)	5	5	5	6	4		
便 数・量	泥M.S	0	泥S	泥M.	0		
便 摘便・浣腸				いちじく			
センナ茶							
緩下剤							
入浴(月・木)	清拭			シャワー浴			
処置	右大転子部			プロペト・ガーゼ	do 貼付		
点眼・舌							
耳垢・爪							
体重							
その他							
看護記録 介護記録	⑭ T=37.7℃ 頭部クーリング施行 10:20	Dr平尾 ラクテック点滴 指示あり。 14° T=38.2℃ 3号アイスノン 16 T=37.9℃ Dr平尾指示にて採血 レボフロキサシン 1×(5)T 10/18〜10/25 ⑲ T=38.1℃ ㉒ T=37.7℃ 10:	㉓ T=38.0℃ ⑭ T=38.6℃ ⑮ T=37.5℃ ⑱ T=37.6℃ ㉒ T=37.6℃ 10:10	Dr平尾 指示にて 点滴、ラクテックG1000 継続とする 10/21〜10/27 (ラクテックG1000) 右大転子部 [illegible] ⑲ 右大転子部処置 [illegible] 11:30	⑩ T=38.6℃ Dr平尾 指示にて 下記検査 右臀部発赤 強い為右側禁止 とする		
注射 検査 内服	ラクテックG1000	ラクテックG1000 採血一般。 レボフロキサシン(500) 1×(5)T	ラクテックG1000	ラクテックG1000	ラクテックG1000 CBC. CRP. [illegible] 右下肢 [illegible]	ラクテックG1000	ラクテックG1000
巡視							

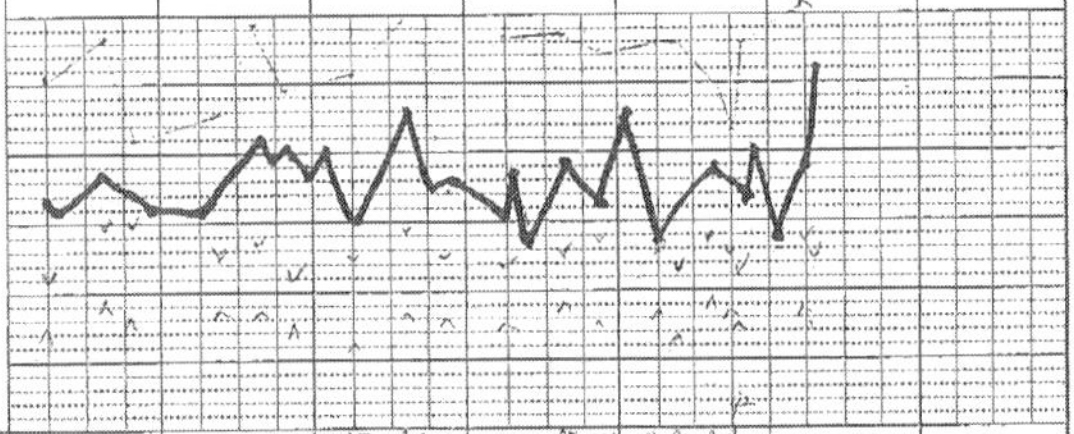

日立養力センター

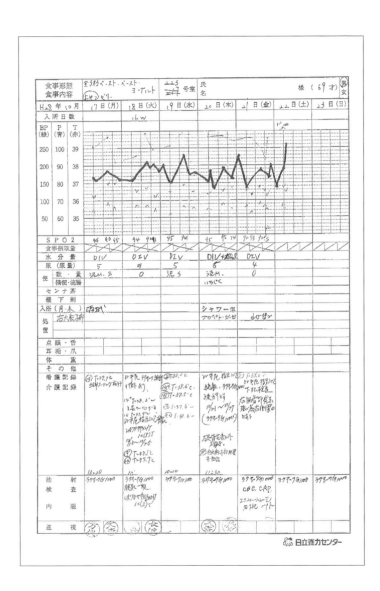

に情報を回しやすくなります。

現在、この連絡票を利用した緊急連携システムをつくっているところです。これが完成したら、ゆくゆくは在宅医療にも広げたいと思っています。

在宅医療では、通常はかかりつけ医が往診していますが、クリニックが閉まっている夕方6時から朝までの間は、緊急事態が発生しても連絡がつかないことがあります。これは、老健施設で、夜間、医師がいない状態と一緒です。

ですから本来なら、在宅医療を受けている家庭とも、こうした連絡票を使った連携システムを構築しておくと、緊急事態に対応でき、患者さんやご家族をもっとバックアップできます。これからは、そういう在宅とのネットワークも視野に入れる必要があります。

認知症患者さんの在宅医療を考える

認知症の患者さんが増えていますが、認知症があっても、病院で治療の必要がなくなり、自分で食事ができるようになったら、退院することになります。その時、家族で介護できる態勢があれば自宅に帰れますが、高齢夫婦2人きりで介護が無理だったり、一人暮らしの患者さんを在宅に戻すのは困難です。また同居の家族がいても、日中独居になってしまうようなら在宅はむずかしくなります。そういう患者さんは、認知症の患者さんを受け入れてくれる施設を探し、入所することになります。

当院の患者さんは、同じ法人グループの日立養力センターに、優先的に入所できるように配慮しています。

ただし、認知症は診断がむずかしいので、物忘れや見当識異常が老化によるものなのか、認知症の症状なのか、一度専門病院で鑑別する必要があります。そこで認知症と診断され、薬が出されたら、同じ薬を当院でも処方して治療に当たることができます。

私たちがいちばん頭を悩ませるのは、やはり一人暮らしの認知症の患者さんです。一人暮らしの方は、施設でもなかなか受け入れてもらえません。しかしそういう患者さんでも、在宅に戻れた例がありました。

Eさん（女性・80代）は要介護3で、自分の名前は言えますが、生年月日も家族の顔も、その日が何日かもわからない状態でした。家族がいないため、ケアマネージャーとヘルパー、訪問看護師が手厚い支援をしていました。いちばん怖いのは火事なので、火元を切り、火を使わせないようにしていました。もちろん料理はしません。食事はヘルパーが部屋にセッティングしていました。ですから朝、昼、晩と、頻回に巡回に訪れていました。

Ｅさんは徘徊がなかったことが幸いしました。じっと部屋の中にいるタイプで、認知症の程度は軽くはありませんでしたが、家の中の動きに大きな問題はなく、それなりに生活は成り立っていました。このように、暴れたり、外に出たりすることのない、おとなしいタイプの認知症だったので、一人でも在宅でやっていけたのだと思います。

認知症の患者さんの場合は、ケアマネージャーやヘルパー、訪問看護の支援だけでは限界があります。「向こう三軒両隣」という言葉がありますが、隣近所での見守り、民生委員や町内会長など、地域の人の巡回などを行い、何かあった時に、地域包括支援センターに連絡して、行政にも中に入ってもらう必要があります。

いずれにしても一人暮らしの認知症患者さんは、地域全体での支援が必要になります。

私も昨年、厚生労働省が主催する認知症講習会に出席し、「認知症サポート医師」の認定を受けました。

中核病院だからここまでできる

地域の中核病院は、大学病院や大きな総合病院でもなく、また診療所やクリニックでもありません。その中間に位置する病院で、だからこそ大病院にもクリニックにもできないことができます。

一つは、患者さんやご家族の立場に立った支援ができることです。

たとえば、家族を交えたカンファレンスや、退院日の調整などは、大病院ではできないことです。そもそも、500床を超えるような大病院では、医師や多職種のスタッフが、同じ日の同じ時間に一堂に会することはできないでしょう。

しかし、当院くらいの中核病院なら、院内スタッフの動向がある程度把握できますから、みんなで共有する時間をつくることができます。もし、今週都合が悪かったら、来週にしましょうと、ある程度柔軟に対応できます。大病院では、入院期間も短いので、一週間延びたら、患者さんは退院してしまっています。

また大病院では、誰もが納得できるような退院調整も、なかなかできません。退院する日が入院日にすでに決まっていることも珍しくなく、この病気に対する治療は何日必要で、退院は何日と、あらかじめ決められているのです。

ですから予定日が来たら、よほどのことがない限り、退院することになります。転院が必要な場合は、退院日までに別の病院を探さなければなりません。

しかし中核病院なら、患者さんやご家族の状況に応じて、ある程度フレキシブルに対応できます。私が中核病院の理事長でよかったと思うのは、自分が信じている医療、正しいと思っている医療を迷うことなくできることです。私が当院に着任した当時、すでに病院は大赤字で、これ以上失うものは何もありませんでした。ですから、自分のやりたい医療を、思うようにできたのです。

クリニックや診療所は、正しいと思った医療をしても、それが足を引っ張って赤字になったり、経営を圧迫したりしますから、結局妥協したり、経営本位の医療になってしまいます。

大きな病院では、個人の信念など入り込む余地がなく、その病院の倫理で動かなければなりません。どちらも、ときに自分の良心を削らなくてはならないことがあります。

しかし私は幸せなことに、自分がやりたい医療を、最初から実践することができました。それは、家族参加型で、ご家族や患者さんの意向に沿った医療を進めることです。お金儲けではなく、自分の良心に基づいて、ぶれずに自分の信念を貫いているから、スタッフや患者さんがついて来てくれるのだと思います。そして、地域の方々の信頼と信用を得ることができました。

そういうことができるのも、当院がちょうどいい規模の中核病院だからでしょう。

現在もその信念を貫いています。多くのスタッフが共感して、私を後ろから、しっかりと支えてくれているのです。

介護熱心な夫、Yさんの事例

この章の最後に、介護熱心なYさんのお話を紹介しましょう。「在宅医療」のさまざまな問題が、ある意味、集約されている事例ではないでしょうか。

Yさんの奥さんは2年前、右の進行肺がんで市内のN病院で手術を受けました。いまは家が近いため、奥さんを当院の外来でフォローアップしていますが、術後に左の声帯マヒになってしまいました。N病院入院中に声帯マヒの原因について詳しい検査もありましたが、原因は不明でした。パーキンソン症候群も発症しており、指の振戦（ふるえ）もあります。現在、車イス状態です。

いま自宅で、Yさんが熱心に奥さんの介護をしています。

奥さんの経口摂取量が徐々に低下しているため、当院で胃ろうを作成しました。食べる量が少ない時は、Yさんが胃ろうから経腸栄養剤を注入しています。

奥さんの訴えは、のどにいつも痰がつまっていることです。違和感を常に訴えています。いろいろな去痰剤を投与したり、ネブライザー吸入をしたりと、さまざまな治療をしていますが、一向に改善しません。N病院の耳鼻咽喉科にも紹介を行いましたが、左の声帯マヒ以外にはそうした原因がありませんでした。

奥さんがのどに何かつまったと訴えた時、Yさんは、「吸痰をしたらすっきりするのではないか」と考えました。

Ｎ病院に吸痰の仕方を教えてほしい、と依頼したところ、当院の担当医に相談するように指示されたとのことで、私のところに相談に来ました。

Ｙさんは非常に真剣でした。私は相談に乗ることにしました。翌日さっそく、Ｙさんは吸引器のパンフレットをいくつか持ってきて、どれがよいか、と相談されました。いずれも高額なもので、値段は６～８万円もします。どれもほぼ機能が同じだったので、７万円のものを選ぶことにしました。

一週間後、Ｙさんは購入した吸引器を持参してきました。どれくらいの吸引圧が適切なのかと質問されたので、水などで試してみて、３分の１の強度から開始することにしました。しかし、いきなり鼻からチューブを挿入すると鼻腔に上手に入りません。鼻粘膜などに接触して、鼻出血等を起こす可能性があるので、私は口からの吸引を指示しました。

そして、Ｙさんは、自分自身が被験者になって練習したい、と言われたので、一緒に吸引のコツを教えました。Ｙさんの熱心さに、ついついこちらも一生懸命になりました。

チューブのサイズも12、14、16と検討して、吸引力と吸引量から、サイズ14に決定しました。

Ｙさん宅では訪問看護も利用していますが、吸痰が必要な時に、いつでも痰をとって奥さんをラクにしてあげたいと願うＹさんの熱心さには感動しました。

ところが、そのＹさんが早期肺がんになってしまったのです。

Ｙさんはヘビースモーカーでした。私に執刀してほしいと言われましたが、私は、肺がん治療は専門ではないので、市内の病院を紹介しました。幸いなことに、大きさが1センチ未満の早期肺がんでした。

Ｙさんが手術を受ける一週間前と、手術後の二週間の計三週間ほど、奥さんは当院でお預かりすることになり、入院されました。

早期肺がんであったこともあり、Ｙさんは元気に退院されて、奥さんを迎えに来られました。

これからも、Ｙさんが奥さんの介護を続けることができるように、Ｙさんの健康も当院で管理してさしあげたいと思っています。

私たちが実践してきた地域医療介護

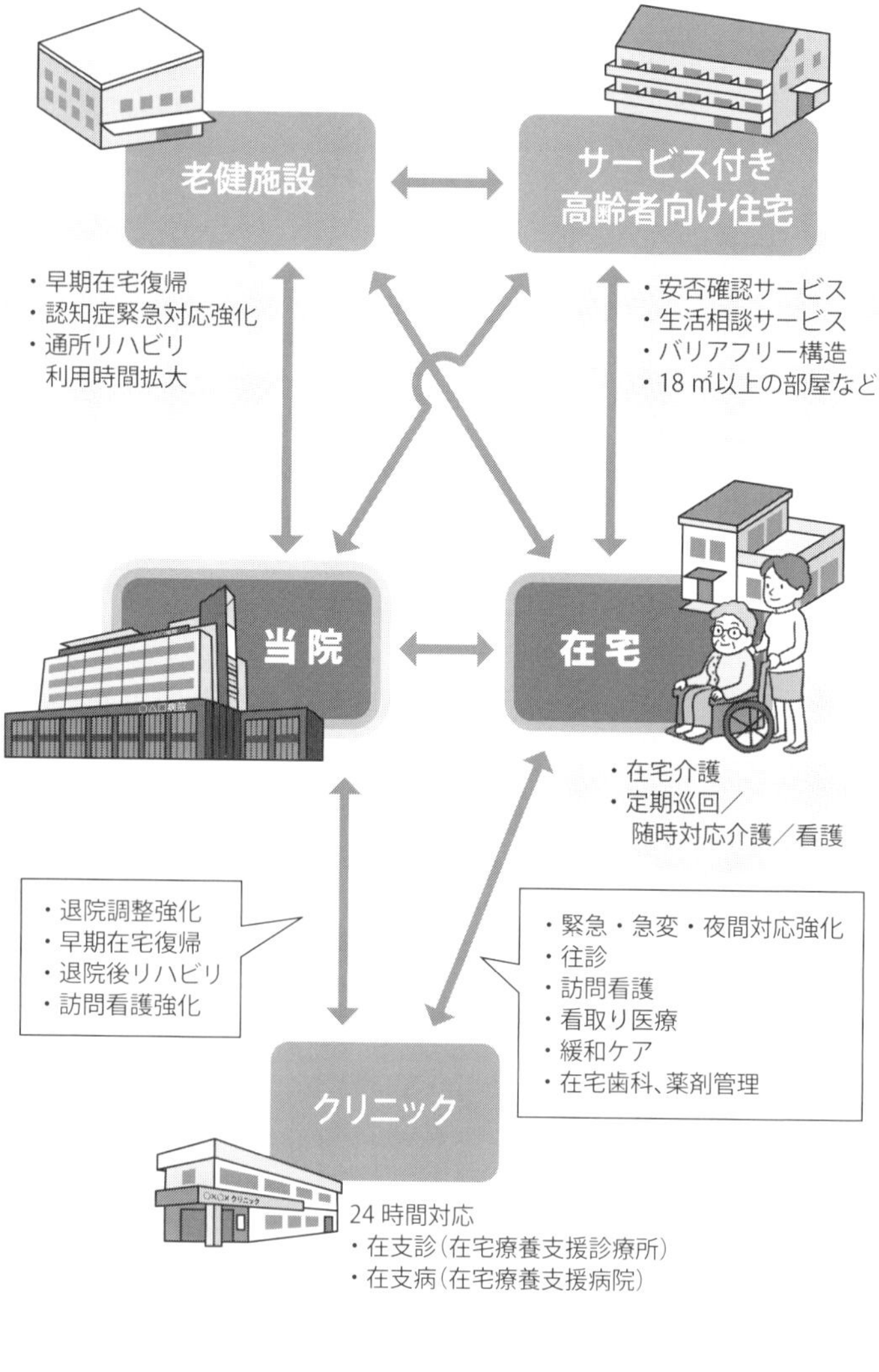

第2章

在宅医療の成否はチーム医療が握る

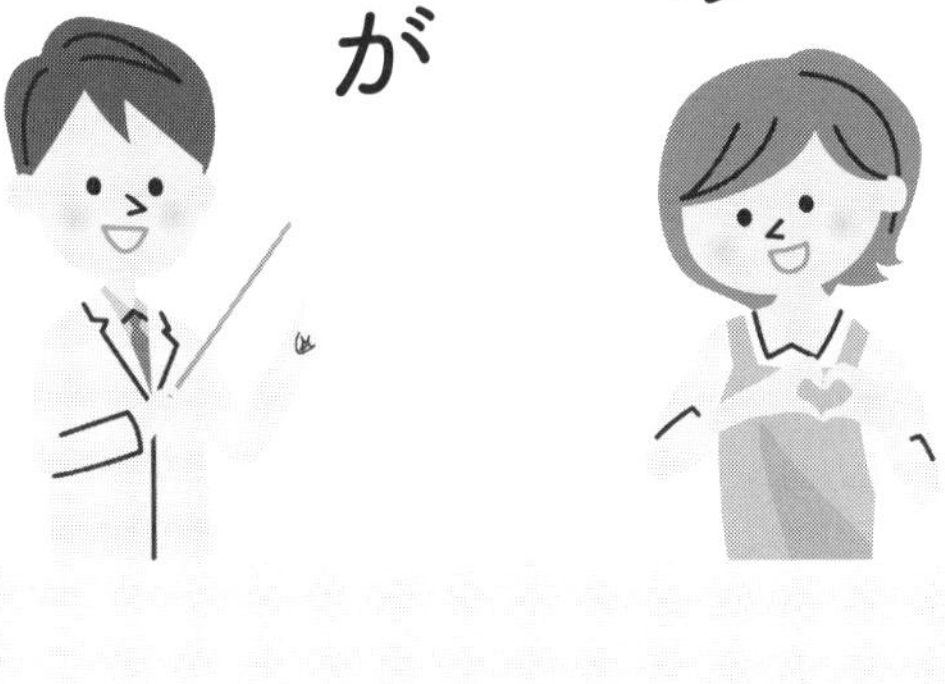

在宅医療はチーム医療

在宅医療は、医療、福祉、行政の垣根を越えた支援サービスです。

そこには、多くの人たちが関わっています。往診（訪問診療）する医師、訪問看護師、薬剤師、リハビリのための理学療法士といった医療に携わる人たちだけでなく、医療と福祉の橋渡しをしているメディカル・ソーシャルワーカー（MSW）、在宅介護のコアをになうケアマネージャー、実際に介護をする介護福祉士やホームヘルパー、利用者や家族の相談にのる社会福祉士、また、在宅にすぐに戻れない人たちのための介護福祉施設のスタッフたち……。

そして忘れてはならないのは、介護するご家族です。患者さんと一緒に生活し、24時間患者さんと接しているのは家族です。在宅医療は、家族の協力なしには成り立ちません。

その家族を支え、少しでも家族の負担を軽減するためにお手伝いするのが、在宅医療のスタッフです。

このように、一人の患者さんの在宅医療は、多くの人の支援と協力で成り立っているのです。もう少し大きな観点から見ると、在宅医療は地域医療という地盤の上で行われています。ですから、まずしっかりした地域医療のネットワークが必要です。それは医療機関同士の連携だけではなく、医療、福祉、行政といった大きな枠の連携です。そういう、ジャンルを超えた異分野の活動だからこそ、チーム医療が必要になってきます。

岡山市は、比較的その連携が取れている地域だと思います。市が主催している多分野・多職種の勉強会には、組織を超えてドクターや看護師、ケアマネージャー、MSW、理学療法士などが集まり、一つのテーマを中心に話し合ったり、情報交換などを行っています。

また、地域連携クリティカルパス（連携パス）によって、複数の医療機関が患者さんの情報を共有しています。岡山市で行われているのは「もも脳ネット」という連携パスです。

これは、大腿骨頸部骨折、脳梗塞、高次脳障害などになった患者さんを在宅に復帰させるために、急性期病院だけでなく回復期のリハビリを受け持つ病院が連携して、患者さんを支援するシステムです。患者さんの情報はCDにまとめられ、患者さんとともに医療機関に回り、最後はその情報を一つにして戻します。

このように医療はいま、病院完結型から、地域完結型に移行しつつあります。それだけ、医療のすそ野が広がり、多職種の連携が求められているということです。

ただし、チーム医療にはそれを統率する舵取りが必要です。スタッフがどんなに優秀でも、それを束ねて方向づけをする人がいないと、バラバラになって力が分散してしまいます。強い野球チームに優れた監督がいるように、チーム医療も優れた統率者が必要です。

地域完結型医療では、まさに野球チームと同様に、各人が全体の中での役割を認識しつつ、時には、統率者がつらい指示も出し、チームの勝利を優先することが大事です。私はいま、地域完結型医療チームの監督をしていて、患者さんを無事に在宅、あるいはしかるべき施設へと導く役割を果たしているのです。

チーム医療のかなめ、「地域連携室」

当院が在宅医療に本格的に取り組むようになったのは、2012年（平成24年）に地域連携室を立ち上げてからです。その前から、入院手続きや退院支援については専任の相談員がいて、個別に患者さんやご家族の相談に乗っていました。その需要が高まり、居宅介護支援事業所や訪問看護支援センター、老健施設の運営が軌道に乗ってきたので、もっと組織的な運営が必要になり、情報を集約する地域連携室を設けたのです。

地域連携室は、地域の医療機関同士、医療機関と福祉施設の連携を強化して、患者さんの退院支援を行ったり、入院中の患者さんやご家族のさまざまな相談に応じる窓口です。

ここで働くのは、おもにメディカル・ソーシャルワーカー（ＭＳＷ）と呼ばれる人たちです。ＭＳＷは医療分野におけるソーシャルワーカーで、医療の世界に福祉の視線を持ち込んで、患者さんたちの相談に当たっています。

ＭＳＷの多くは、社会福祉士の資格を持ち、病気を持っている人たちが、どうしたら地域や家庭で自立した生活を送れるか、社会福祉の立場から支援しています。おもな仕事は、地域の医療機関から入院患者を受け入れる「前方支援」と、症状が落ち着いた患者さんを地域の医療機関や介護福祉施設に送り出す「後方支援」です。

入院から退院まで、一貫して患者さんやご家族の相談に当たるＭＳＷは、患者さんにとっていちばん身近な存在といっていいでしょう。

患者さんは退院したあと、必ずしも自宅でいままで通りの生活を送れるわけではありません。在宅支援が必要だったり、介護する家族がいなくて、自宅に帰れない場合もあります。そういう、退院が困難な患者さんは、入院した時から、ＭＳＷによる退院支援が始まります。

支援が必要な患者さんには必ず一人ずつ担当のＭＳＷがつき、患者さんの退院後の支援や支援先をマッピングして地域連携室に提示します。これを見れば、患者さんの退院支援の道筋が一目でわかるので、その患者さんに関わっている人は、誰でもこのマップを見て、確認できます。

在宅に帰るにしても、施設に入るにしても、介護サービスを受けるためには要介護認定が必要です。しかしそのことすら知らない患者さんやご家族もいます。ＭＳＷは、家族に代わって介護保険の申請など、退院支援に必要な手続きも行います。

証言 信頼関係を築くのが、やりがいです

MSW 飯山恵（仮名）

MSWとして働いて4年たちますが、1度もこの仕事を辞めたいと思ったことはありません。一人の患者さんの入院から退院まで、ずっと通して一人のワーカーが担当していけるので、患者さんとの信頼関係を築きやすく、いろいろなところでやりがいを感じています。

一つのケースでいうと、人工呼吸器がついていて、寝たきりで、まったく意思の疎通の図れなかった患者さんが、毎日リハビリを頑張って、人工呼吸器が取れ、杖で歩いて自宅に帰られた時は、全員が感動しました。

患者さんは退院して病院から一歩外に出ると、その日から在宅での生活が始まります。食べること、トイレに行くこと、着替えや入浴など、その人がちゃんと生活できるためにはどんな援助をしたらよいのか、みんなでいつも考えています。ですから、無事に患者さんを送り出した時は、達成感でいっぱいです。

「スピード連携会議」で情報を共有する

地域連携室で週に一度開かれるのが、スピード連携会議です。ここには、患者さんの支援に関わるあらゆる職種のスタッフが集結します。そして、新たに入院した患者さん、退院支援が必要な患者さんについて情報交換し、いま起きている問題点は何か、その問題点を解決するにはどうしたらよいのか、みんなで知恵を出し合います。

病院の中でも院内会議やカンファレンスは行いますが、スピード連絡会議がそれらと違うのは、院内のスタッフだけでなく、院外のスタッフ（ケアマネージャー、訪問看護師、訪問リハビリのスタッフ、日立養力センターの職員など）、ときには外部の介護施設の相談員なども参加することです。

こうして、幅広い人たちが連携することによって、入院から退院までの支援をスムーズに進めることができます。

また、ここで共有された情報はすぐに持ち帰り、現場に反映されます。在宅介護では、いま解決しなければならない問題が山積しており、問題を先送りにはできません。それを迅速にするためのスピード会議でもあるのです。これまで計２５２回行ってきました。

証言 本人が満足できるように知恵を絞ります ケアマネージャー 吉田悦子（仮名）

どんな施設に入っていても、利用者さんからは「やっぱり家に帰りたい」という声をよく聞きます。その方たちは、ご家族の協力なしには生きていけませんから、ご家族の支援がどれだけあるのか、住んでいる環境はどうか、地域の支援があるのか……。在宅にお帰しするには、そういう情報が必要になってきます。

また逆に、施設に入りたくても、経済的に入れないという方もいます。ですから、高齢者の支援はお金と家庭環境で変わってきます。ご本人がこうしたいと思っても、なかなか思い通りにいかないのが現状です。

在宅で必要な支援も、家庭の状況で変わってきます。同じ車イスの人でも、廊下が広く、バリアフリーになっているような家なら問題はありませんが、市営住宅で2階、３階に住んでいる方は、エレベーターがなければ施設や病院から家に帰ることができません。家の環境だけの問題で、自宅に帰れないのです。そういう方の中には、頑張ってリハビリをされて、何とか階段を上がれるようになった方もいますが、もっと根本的な解決が必要です。

このように在宅支援は、人によって状況や条件が違うので、どれだけご本人が満足できる結果に近づけられるか、みんなで知恵を絞らなければなりません。ときには、ご本人に妥協してもらわなければならないこともあります。

困難なケースも多いですが、どんな状況でも、私は否定から入らないようにしています。どうしたらその方が自宅で暮らしていけるか。自宅に帰るのが無理だったら、ほかに方法はないのか探るうちに、必ず道が拓けてきます。

以前は一生懸命になりすぎて、この仕事は自分に向かないと思いつめたこともありますが、最終的に決めるのはご本人やご家族です。いまは、できるだけ利用者さんの意に沿えるようなご提案をし、一緒に考えてサポートするというスタンスでやっています。

顔が見えるから、迅速な連携が可能

同じ法人内に、退院した患者さんを受け入れる施設や、支援を提供する居宅介護支援事業所や訪問看護支援センターがあることは、迅速なサービスを提供する上で非常に有利です。在宅支援のコアになるのは、ケアマネージャーです。入院中の患者さんを在宅に戻す時、彼らの協力は欠かせません。患者さんの退院支援をするＭＳＷとケアマネージャーは、入院の時点から緊密に連携を取っています。

当院では、週に一度のスピード会議で顔を合わせるだけでなく、電話やメール、あるいは直接顔を合わせて、日常的にスタッフ同士がコミュニケーションを取っています。

患者さんの入院前の情報は、入院中のケアだけでなく、退院支援をする上でも、非常に重要です。入院前、患者さんがどのような生活をし、どこまで自分でできたのか、どんな介護サービスを受けていたのか、また家族状況や経済状態はどうなのか……そうしたことを把握しておけば、退院後にどのような支援が必要か判断しやすくなります。

介護サービスを受けている患者さんの情報は、ケアマネージャーが情報シートにまとめており、患者さんの入院時にＭＳＷに手渡されます。ＭＳＷはこの情報をもとに、患者さんやご家族と話をしたり、退院後の支援先や必要な介護サービスを決める際の参考にします。

退院後の在宅支援は、ケアマネージャーが書くケアプランに従って行われますので、ケアマネージャー、訪問看護、訪問リハビリの連携も大事です。当院の居宅介護支援事業所と訪問看護支援センターは同じ建物内にあり、お互いに顔の見えるところで働いているので、利用者については常に情報交換し、情報を共有するようにしています。

在宅で、日立養力センターの通所サービスを受けている利用者についても、最近の様子や、気をつけてほしいこと、家族の要望などを、居宅と養力のケアマネージャー同士がいつも連絡し合っています。

このように、ＭＳＷ、ケアマネージャー、訪問看護師、訪問リハ、老健施設が同じ利用者をそれぞれの立場から観察し、情報を共有することで、切れ目のない医療・介護サービスの提供が可能になります。

証言 細かい連携ができるかどうかがポイントです

地域連携室事務 三枝澄子（仮名）

私は、外来の患者さんの最初の窓口を担当しています。外来の患者さんが介護保険の申請をする時は医師が主治医指示書を書きますが、その前に、私のほうで患者さんの生活状況や体の状態を詳しくお聞きし、担当医師に伝えます。

また、患者さんについての情報はケアマネさんからもあるので、その情報もできる限り医師や看護師に提供しています。言ってみれば、患者さんと、医師や看護師をつなげる橋渡しのような役目です。

入院患者さんについては、ＭＳＷが担当しています。地域連携室には４名のＭＳＷがいて、それぞれが担当の患者さんを持っていますが、お互いに患者さんの情報を共有しているので、誰かがその日いなくても、ほかのＭＳＷが対応できるシステムになっています。

そういう細かい連携ができるところが、この病院のよいところです。

24時間対応の訪問看護ステーション

在宅に戻った時、医療・療養的なサポートをするのが訪問看護師です。訪問看護ステーションには４名の看護師が常勤し、３６５日24時間対応で、医療支援が必要な患者さんの看護を行っています。

訪問看護は生活の場での看護なので、病棟看護師とは違い、介護的な要素が強くなります。ヘルパーの仕事と重なる部分もありますが、違いは医療行為ができることです。褥瘡《じょくそう》の手当て、インスリン注射や点滴、胃ろうやカテーテルの管理などを家族に代わって行います。

在宅医療を受けている患者さんは、基本的には容態が落ち着いている人です。しかし、がんのターミナルの患者さんや、ＡＬＳ（amyotrophic lateral sclerosis＝筋萎縮性側索硬化症）のような難病の患者さんもいるので、いつ、何が起きるかわかりません。話中に訪問看護の要請があることも、珍しくありません。

緊急で訪問看護を要請された際は、看護師ができる処置を行い、患者さんの様子を見て必要なら救急要請をしたり、一晩様子を見て翌朝病院に行くようにアドバイスしたりします。このような時も、当院にすぐ救急要請できるところが、同じグループでやっている強みです。

いま、がんのターミナルケアやＡＬＳのような難病で、これ以上医療的なケアができない患者さんは、在宅に戻す方向にあります。しかし、そういう患者さんを家族だけで支えるには限界があります。実際にＡＬＳで寝たきりの患者さんを一人で介護されているご家庭がありますが、介護者が倒れてしまったら、共倒れになってしまいます。そういう家族をどれだけ在宅医療で支えられるかは、これからの課題でもあります。

在宅で、末期がんの奥さんを最後まで一人で看たＯさん（80代）の事例を紹介します。

Ｏさんの自宅には、往診専門クリニックの医師が２週間に一度訪問し、おもに痛みのコントロールを行っていました。訪問看護師は、日曜日以外ほぼ毎日訪問し、体の清拭、排便、排尿の管理、おしっこの管の管理、麻薬の残量チェックなどを行い、奥さんの様子は細かく医師に連絡していました。

Oさんは穏やかな人柄で、どんな状況でも奥さんと穏やかに接していましたが、彼女の痛みのひどい時はOさんでも対応できないことがあります。そういう時はいつでも看護師が駆けつけ、座薬を入れたり、応急の処置をすることがありました。

Oさんには、自分で看られるところまで看て、最後は病院に入院させたいという希望がありました。結局その通りになり、最期は病院での看取りになりました。5年間、休む暇もなく介護されてきたのは大変なことだったと思いますが、最期まで奥さんと自宅で過ごすことができて、Oさんも奥さんも悔いはなかったと思います。

Oさんの例では、日立養力センターと当院との連携も、大きな役割を果たしました。Oさんの奥さんは週2回養力センターを利用し、ストレッチャーで施設に通っていました。また痛みがひどい時は、当院に入院するなどの措置をとりました。

奥さんがデイケアを利用したり、入院している間は、Oさんも骨休めができます。そういう時間がなければ在宅での介護は続かなかったでしょう。またそういう連携があったから、Oさんも安心して自宅で看られたのだと思います。

証言 それぞれの患者さんと深く関わることができます

訪問看護師 磯田智子(仮名)

病院の看護師と私たちが違うのは、その時間をその患者さんのためにだけ使えることです。病院では、いろいろなことをしながら患者さんの看護をしているので、一人の患者さんに向きあえる時間も限られてしまいます。でも、訪問看護なら、ある程度まとまった時間、患者さんやご家族と話しながらケアできますから、一人の患者さんと深く関わることができます。それが負担になる人もいるので、向き・不向きはあると思いますが、私はいまの訪問看護がとても充実しているし、やりがいもあります。

ただ、一人で訪問しているので、何かあった時も一人で対応しなければなりません。それだけ責任は大きくなります。

最近は、がんのターミナルケアの患者さんが増えており、訪問看護の需要も以前より高まっています。でも、現状はまだ訪問看護ステーションの数が少ないので、医療依存度の高い患者さんにどうケアしていくか、これからの課題になると思います。

患者さんの自立を助ける訪問リハビリ

患者さんは入院中から退院に向けてリハビリテーションを行いますが、退院後も引き続きリハビリが必要だと医師が判断した時は、在宅でのリハビリが行われます。

その際、訪問看護ステーションからの要請に応じて、理学療法士や作業療法士が自宅を訪問します。

当院は、前身が整形外科の専門病院でした。したがってリハビリテーション科も充実しており、急性期から回復期、維持期と切れ目のないリハビリを行い、患者さんの自立を支援してきました。その一環として訪問リハビリにも取り組んでいます。

リハビリは、老健施設や病院でも通所・通院で受けることができます。しかし、寝たきりの人や、一人で病院や施設に通えない人、夫婦二人暮らしで車を運転できない人など、通所できない人を対象に訪問リハビリを行います。リハビリの職員が定期的に自宅まで伺いますので、ちょっとした変化にも気づくことができます。ですから、病気が進行する前に、病院受診を勧めることが可能になるというメリットもあります。

訪問リハビリと病院や施設で行われる通所リハビリは、若干意味合いが異なります。病院や施設のリハビリは、おもに身体機能を回復させるためのもので、筋力トレーニングや日常生活上の動作練習が中心になります。

しかし訪問リハビリでは、回復した身体機能をどうすれば維持できるか考え、そのための機能訓練を実際の生活の場で行います。より実践的で、生活に即したものといえます。また、訪問リハビリでは介助の仕方や住環境整備へのアドバイス、介助用具の提案、使い方の指導なども行い、利用者だけでなく介護者の負担軽減も考えた環境の整備を行っています。

訪問リハビリで介入する時には、利用者の入院前の状態や現在の状況、ご本人やご家族の要望などを考えて、どれくらいまで改善できるか、ある程度目標（ゴール）を決めます。そのゴールをめざしてリハビリを行い、生活の中でもそれを維持できるようにリハビリを続けてもらいます。

私たちがどんな形で訪問リハビリに取り組んでいるか、実際には次のような事例がありました。

Mさん（90代女性）は転倒して右大腿骨頸部を骨折し、人工股関節の手術を受けました。通常は1か月程度、最低でも2週間は入院してリハビリ訓練を行いますが、Mさんは1日も早く家に帰りたいという気持ちが強く、家族もそれを望んで、4日ほどで自宅に戻りました。まだ点滴をつないだままの退院でした。

そこで、ドクター、ケアマネージャー、訪問看護、訪問リハビリが介入し、ふだんの生活の中でリハビリしていくことになり、ケアプランに沿って在宅リハビリが始まりました。

Mさんは、入院前は介助者が両手を持ちながら引いて10メートルくらい歩けました。ポータブルトイレにも少し支える程度で移動できましたし、食事も自分でできました。退院後は立ったり、体を起こしたりするのも大変でしたが、家族の協力もあり、1か月ほどで入院前の生活に戻れました。年齢を考えると、早い回復だったと思います。

在宅支援は、家族の協力なしにはできません。Mさんは、家族に十分な受け入れ態勢があり、うまくいった例です。一方、患者さんとの意思の疎通がうまく図れないと、スムーズにいかないこともあります。

Fさん（80代女性）はもともと持っている病気の関係で内臓の働きが悪く、足腰もかなり弱っていました。訪問リハビリが介入した時、ご本人は元気な頃と同じくらい歩けるようになりたいという希望を持っていました。

ところがご家族は、転倒・骨折してこれ以上動けなくなることを心配し、歩けるようになるよりも転倒しないようなリハビリを希望していました。Fさんを観察すると、いま以上の身体能力を引き出すのはむずかしいと判断されましたので、転倒防止のために、家の中に手すりをつけたり、ベッドの高さを調整できるものに変えるなど、住環境を整えた上でリハビリに入りました。

Fさんは、手すりなどにつかまって家の中を安全に移動できるようになり、ご家族の要望は達成できましたが、ご本人が望むように、スタスタ歩くにはほど遠い状態でした。そのことですっかりリハビリに対する意欲を失ってしまい、リハビリが打ち切られてしまいました。

利用者のモチベーションを維持するためには、ご本人やご家族の要望をうまくすり合わせて、もっと的確なゴールを決められればよかったと反省した例です。

在宅リハビリは、基本的には生涯続くものです。自宅でなるべく体を動かして機能を保つことが、寝たきりの予防に役立ちます。

証言 患者さんが元気になっていく姿が仕事の励みです

理学療法士　神崎和男（仮名）

リハビリは、患者さんがもともと持っている能力を引き出す仕事です。それを引き出して、患者さんが元気になっていく姿を目の当たりにできることが、この仕事のやりがいです。そういう姿を見ると、人間の持つ治癒力にいつも驚かされます。

訪問リハビリは、一軒一軒条件や環境の異なる家庭を訪問して行うリハビリなので、病院のリハビリにはない苦労や喜びがあります。たとえば、リハビリ中に利用者さんに何かあった際は、自分一人で対応しなければなりません。責任は重く、リスクもあります。しかし、そういうイレギュラーな事態に対応するという経験は、病院のリハビリではありません。それは確かに大変なことですが、楽しいことでもあります。在宅では、生活そのものがリハビリです。それを利用者さんやご家族に浸透させていきたいと思います。

介護老人保健施設との連携

退院後の支援先の一つに、介護老人保健施設があります。日立養力センターもその一つで、在宅復帰をめざす患者さんのリハビリ支援を行っています。センターの入所定員は100名、通所のデイケア定員は70名。医師が施設長として常勤しており、平日の診療を行っています。

入所や退所に当たっては施設専任のケアマネージャーが、当院のMSWや居宅介護支援事業所のケアマネージャーと連携して、手続きを行います。

日立養力センターには、3か月から半年を目安に入所する人が多いですが、病院のように厳密ではないので、患者さんの様子を見ながら、柔軟に対応しています。入所だけでなく、デイケアやショートステイのような通所サービスも行っています。また平日の日中は医師がいますが、医師のいない休日や夜間に具合の悪くなった患者さんは、すぐに当院に救急搬送できる体制も整っています。

当院を退院したあと、日立養力センターへの入所を希望する人は多く、現在も入所待ちの状態です。入所を希望する人は、申し込んだ日と契約日を書いて待機し、空きが出たら入所します。退院から入所までの流れを、ある患者さんの例で見てみましょう。

Wさん（70代女性）は軽い認知症があり、一人暮らしで介護認定を受けていませんでした。入院中に当院で介護保険の手続きを行い、退院までに要介護2の認定が下りました。退院しても一人で生活するのは困難だったので、ご家族と相談して養力センターに入所することになりました。

入所には申込書が必要です。それを養力センターに提出し、センターの判定会議で通れば、入所が決まります。判定会議に先駆けて、病院のMSWから養力センターの相談員に、あらかじめ患者さんの医療情報などが提供されます。

Wさんはスムーズに判定会議が通り、入所の運びとなりました。入所が決まれば、養力センターと契約書を取り交わし、入所日が決まるまで当院で待機します。入所日当日はセンターから迎えにいき、そのまま入所となります。

このように、入所するまでは当院のスタッフがしっかりケアし、それを養力センターが引き継いで患者さんをサポートします。週一回の当院の総合回診には養力センターの職員も参加しています。その連携はしっかり取れているので、当院から養力センターへの流れはスムーズです。

私たちの病院を退院した患者さんは、スムーズに養力センターに入所できます。同じ法人内に、退院後の受け入れ施設があることは、患者さんの安心感につながります。また、病院から情報を引き継ぐので、施設に移ってからも、きめの細かいケアができます。

在宅の練習場所としての老健施設

患者さんは、退院すると、その日からナースコールを押しても、看護師が来てくれない生活が待っています。入院生活が長くなると、病院と自宅の生活のギャップが大きくなり、高齢の患者さんは自宅に帰ることに大きな不安を感じます。しかしそこに老健という中間施設を入れることで、在宅での生活の練習ができ、自立を助けることができます。

日立養力センターは、リハビリをメインにできる施設として介護保険施設の中で特化しています。リハビリテーション科には理学療法士、作業療法士、言語聴覚士が揃っており、入所でも通所でも専門的なリハビリを集中的に受けることができます。

施設は病院と違って生活の場なので、利用者はリハビリ訓練だけでなく、生活の中で自分のできることをして、自立度を高めていきます。

入所者については3か月ごとに見直しがあり、継続判定会議が行われます。退所は利用者の状態を見ながら、ドクターとケアマネージャーが相談し、本人、家族の希望と照らし合わせながら決めます。

入所期間は平均すると1年くらいですが、数年の人もいれば、数か月の人もいます。また、ターミナルケアの場として、長期に入所している人も少なくありません。

退所がむずかしいのは、一人暮らしで認知症のある人です。認知症のある人は、同居の家族がいても在宅復帰がむずかしいものですが、一人暮らしとなると困難をきわめます。そういう条件の中で、うまく特別養護老人ホームにつなげられた例がありました。

Nさん（80代女性）は天涯孤独で親戚付き合いもなく、自宅で一人暮らしをしていました。入所前は手芸店を営んでおり、自宅には在庫が山のように積み上がり、足の踏み場もありません。認知症が進んでいて、おそらく商売は成り立っていなかったと思われますが、それでも仕入れをやめなかったようです。

老健施設に入所するには保証人が必要ですが、Nさんには保証人がいませんでした。ところが、遠く離れたところに姪ごさんがいることがわかり、説得して成年後見人になってもらいました。それでようやく日立養力センターに入所できましたが、退所も大変で、自宅に戻れなければ、代わりに受け入れてくれる施設を探さなければなりません。幸いNさんは、1年ほど待てば特別養護老人ホームに受け入れてもらえることになりました。

特養は、おそらくNさんにとって終《つい》の棲家《すみか》になるでしょう。ですから、特養に入るまでの1年の間に、自宅を片付けなければなりません。つまり、終活です。しかし、Nさんにはとてもそのようなことができるだけの力は残っておらず、成年後見人の姪ごさんを中心に親族でやってもらうことにしました。入所も退所も困難でしたが、なんとか解決に結びつけられた例です。

医療依存度が高いと、在宅で看るのがむずかしくなります。いまは点滴でも胃ろうでも人工肛門でも、たいていのことは在宅で管理できますが、困るのは痰の吸引です。

ＣＯＰＤ（慢性閉塞性肺疾患）のような肺の慢性疾患では、気道の粘膜が炎症を起こして痰がたまりやすくなります。痰がたまると気道が狭くなって呼吸が苦しくなり、命にも関わってきます。

そこで、定期的に痰を吸引しなければなりません。痰の吸引は、指導を受ければ家族でもできますが、介護者が高齢だと管を入れるのを怖がって、なかなかできません。痰の吸引のために一日に何回も訪問看護を頼むわけにはいかないので、在宅に帰すのがむずかしくなります。こういうケースでは、療養病院への転院という選択も視野に入れます。

証言 ご家族と患者さんの思いをつなぐのがポイントです

養力センター　平田香（仮名）

日立養力センターは、在宅復帰に向けた支援だけでなく、終末期の患者さんのターミナルケアも行っています。ターミナルケアの場合、体のケアも大事ですが、それ以上に大事なのは心のケアです。施設のスタッフは心のケアのプロですが、それでも、終末期の患者さんやご家族の心のケアは負担が大きくなります。特に、末期がんでまだ60代という若い患者さんの場合は、進行も早いので、ご家族の力が大きな支えになります。その家族と患者さんの思いをつなげてあげられた時、この仕事をやっていてよかったと思います。

また、通所サービスに通ってこられる利用者さんのご家族は、24時間介護をされているので、いろいろな悩みを抱えています。入所者だけでなく、そういう通所のご家族にとっても、開かれた相談窓口になりたいと思っています。

日立養力センターは、休日・夜間は医師が不在なので、看護師や介護員が利用者さんの様子を判断しなければならないことがあります。

特に介護員は、利用者さんの最も身近なところにいて、変化にいちばん気づきやすいので、介護に医療の視点が必要になってきます。また医療職の人には、生活を支える福祉の視点が必要になります。そういう意味では、在宅とはまた違う配慮がスタッフに求められると思います。

訪問診療医との連携

在宅医療の中心になるのは、地域のクリニックの医師です。現在、在宅医療に24時間対応する窓口として、在宅療養支援診療所（病院）の整備が進んでいますが、一般の診療所も往診や訪問診療を実施できます。

当院では、基本的には訪問診療や往診はしていません。当院や日立養力センターから在宅復帰され、引き続き診療が必要な患者さんには、その患者さんが以前から診てもらっているかかりつけ医や、患者さんの自宅の近くにあるクリニックに情報提供書を渡し、往診をお願いしています。

その在宅主治医の指示に従って、当院の訪問看護支援センターの看護師も訪問看護を行い、1か月ごとに報告書を医師に提出します。またその間に、患者さんにいつもと違う様子があったり、急激な変化があった場合はすぐに医師に連絡し、その指示に従って適切な処置をします。ですから医師と看護師の連携は、特に緊密に取る必要があります。

COLUMN 3

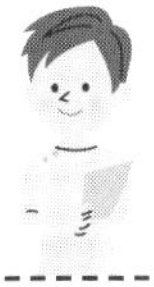

医療は誰のため?

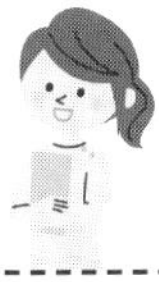

往診する医師が夜間診療できないと、当院に救急要請がきて、そのまま入院というケースもあります。すると、往診の医師との間に軋轢が生じることがあります。しかし、医療は誰のためにあるのでしょうか。それが置き去りにされ、患者さんを「取った、取られた」というレベルの問題になると、医療者としての資質を疑われます。まずは患者さんの命を最優先に考えることが大事で、そのための医療連携が求められていると思います。

ただ、往診専門医ではない場合、夜間の往診ができないこともあるので、その場合は直接当院に救急搬送することもあります。

医師の往診は、患者さんの状況によって違います。

週に1回とか、1か月に2回というように定期的に訪問診療を受けている患者さんもいれば、体調の悪い時だけ往診してもらっている患者さんもいます。

最近、私たちの地域でも、往診するクリニックが増えてきました。当院でも試験的に往診を始めていますが、病院が訪問診療や往診に本格的に乗り出すには、まだ超えなければならない壁がありますそういうことを一つひとつ解決して、在宅医療を充実させなければと思っています。

近隣施設との連携

在宅医療では、地域の介護福祉施設との協力も必要です。

いまの介護保険制度は、決して完璧とはいえません。同じようにサービスを受けていても、医療保険が適応になる人もいれば、介護保険が適用される人もいます。しかし、そのどちらも適用されない、はざまの人も出てきます。

たとえば高齢者の場合、治療は必要ないけれど、医療的なフォローが必要な人がいます。しかし医療的な支援は介護施設では受けられず、行き場がなくなってサービスから外れてしまうのです。

そうした現状の中で、地域の介護施設や医療機関が手を結ばないと、在宅医療は成り立たなくなってしまいます。そこで私たちは、同じ岡山市東区の社会福祉法人と連携し、医療や介護が必要な人に、できるだけ適切なサービスを提供できるようにしています。

通常は、同じような事業を展開していれば、そこに競争や競合が生まれ、その競争原理によって業界が発展していきます。

しかし、こと医療や介護の分野では、競争や勝ち負けはありません。いろいろな医療機関や介護施設が協力しあって、地域の人が困らないようにするのが在宅医療のあり方だと思います。

当院が毎週行っているスピード連携会議には、同じ東区の社会福祉法人の地域連携室長も参加し、情報交換を行っています。それぞれの施設には、できることもできないこともありますから、お互いに足りないところを補い合って、患者さんにいちばんよい選択を提示することが、私たちの責任だと思っています。

また、他の介護施設のスタッフと顔の見える関係が築けると、患者さんの情報も共有できます。たとえば、そこの介護施設から当院に入院している患者さんの病状の経過や退院の時期などをこまめに報告することで、退院後の施設での支援がスムーズに行くようになります。

患者さんや利用者を奪い合うのではなく、地域の人たちが安心して暮らせるように、私たちが協力しあって支えることが、在宅医療の基本的な考え方です。そのためにも、地域の医療・福祉資源を活用しあうことが大事だと思います。

証言 地域の在宅サービスの充実を心がけたい

社会福祉士　後藤輝男（仮名）

この病院には入院設備があり、介護関係の施設やサービスが充実しているので、いろいろな面で相談に乗ってもらったり、協力しあっています。

私たちの法人にも診療所はありますが、入院設備がないので、介護施設に入居していて入院が必要な患者さんは、この病院に入院をお願いすることが多くなります。また、入院している患者さんの退院後の支援先として、私どもの介護施設を紹介してもらったりと、いろいろなところで患者さんや利用者さんの行き来があります。

また、スピード連携会議にもときどき参加させてもらい、お互いの情報を交換しあっています。お互いに顔の見える連携をとることで、地域の在宅サービスの底上げができると思います。

一人暮らしを支える地域のつながり

いままで見てきたように、病院への入院をきっかけに在宅介護や在宅医療が始まる人は多く、そういう人は逆にラッキーかもしれません。入院したことで、在宅医療への道筋がスムーズになるからです。

しかし、一人暮らしで、具合が悪くなっても病院に行けない人や、具合が悪いことに気がつかない人もいます。また、介護サービスを受けたくても、どうしてよいかわからない人もいるでしょう。家族が同居していても、介護保険の手続きをしていない人もいます。

そういう人のためにあるのが、地域包括支援センターです。地域包括支援センターは、要介護認定の申請や、介護サービスの利用手続き、利用したい介護サービスの事業所の紹介など、介護サービスを利用する最初の窓口として機能しています。

センターには社会福祉士・保健師・主任ケアマネージャーが配置され、高齢者が住み慣れた地域や自宅で安心して暮らせるように、介護、福祉、健康、医療などさまざまな面からサポートします。

ですから、在宅医療や介護のことで困ったら、まず、地域包括支援センターに相談してみるといいでしょう。しかし、そういうところがあることを知らない人もいますから、まず地域包括支援センターの徹底した周知が必要です。

また、地域の高齢者を守るためには、地域の目も重要になってきます。地域の目とは、隣り近所、同じ町内会、民生委員などです。こうした人が目を光らせて、「あそこのおじいさんを最近見ない」「新聞がたまっている」「家がゴミ屋敷みたいになっている」ということに気づき、民生委員や近所の人から地域包括支援センターに報告すると、支援を受ける道が拓けてきます。

実際に、認知症の人をサポートするキャンペーンを行っている自治体もあります。「あのお年寄りはちょっとおかしい」「一人で徘徊しているみたい」という人を見かけたら、市役所の福祉課や地域包括支援センターに届けます。認知症は、家族の人が隠したがりますが、それを地域で掘り起こしていくのです。

いま、一人暮らしのお年寄りが増えていますが、誰でもいずれは一人になります。その時、地域が一人暮らしのお年寄りをどう支えるか。これは、医療と福祉にまたがる大きな課題です。

私が患者さんにいつも言っていることがあります。

「超高齢化社会を迎え、隣り近所が助け合うことが大事ですよ。向こう三軒両隣りです。電気がつく時間に電気がついていなければ訪問して、安否を確認する。電気が消える時間に消えていなければ、また訪問して安否を確認するのですよ。隣り近所が助け合う医療介護の時代が来ましたね」と。

第3章

もっと エンジョイできる 在宅医療を

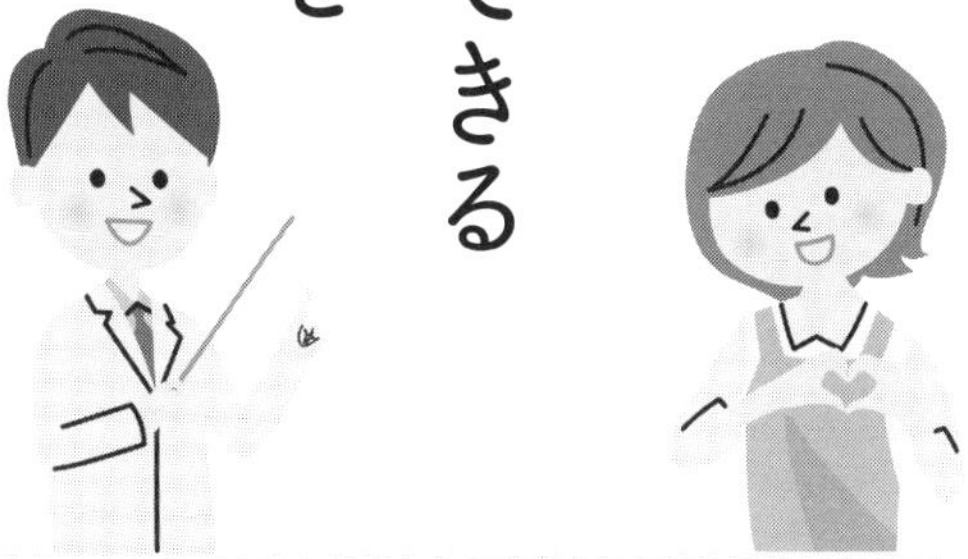

「在宅の力」を信じる

病気で入院中の患者さんが、許可を得て一時帰宅すると、その翌日、元気になって病院に戻ってきます。こんな時、私たちは「在宅の力」を感じます。自宅で過ごす時間は、患者さんに目に見えないパワーを与えるようです。

反対に病院に長くいると、病気は確実によい方向に向かっているのに、患者さんはだんだん病人らしくなっていきます。これも不思議なことです。

在宅医療・在宅療養のメリットは、住み慣れた自分の家で、家族との団らんの時間を持ちながら、自分らしく過ごせることです。

自分の家なら、家事も自分のペースでできますし、趣味もいままで通り続けられます。そうしたことで病気や治療のストレスが和らいだり、病気であることすら忘れることがあります。また、仕事を続けられれば、経済的な不安が解消するので、経済的にも精神的にもラクになります。

在宅医療は、「在宅」ということだけで治療効果があります。食事一つとっても、味気ない病院食より、家族みんなで手づくりの料理を食べれば、食欲も湧くでしょう。おいしく食べられるようになれば、それだけで体力がつき、体調がよくなっていきます。

また、在宅医療は通院時間や待ち時間をとられることがなく、自分の生活のペースで医療サービスを受けられますから、心身に余分な負荷がかかりません。

もちろん、在宅医療にはデメリットもあります。病院のように、すぐに看護師が来てくれるわけではなく、何かあった際に医師がすぐに対応できないこともあります。しかしそれを差し引いてもあまりあるメリットが、在宅医療にはあります。それが「在宅の力」だと私は思っています。

キーパーソンをサポートする体制づくりを

在宅の力をあますことなく生かすためには、いくつかのコツや約束事があります。その一つが、キーパーソンを支える体制をつくることです。

患者さんを在宅で介護する時、家族の中でキーパーソンを決めておくことが大事だと先に述べました。確かにいろいろなことを決めるのはキーパーソンで、私たちもまずキーパーソンに相談します。

しかし、それはキーパーソン一人に介護をまかせるということではありません。むしろ家族みんなで、キーパーソンを支える体制づくりをすることが必要です。キーパーソンに負担が集中してしまうと、キーパーソンが倒れてしまうことがあるからです。

Sさんのお宅は老老介護で、90代のご主人を奥さんが一人で看ていました。ご主人を管理できるのは奥さんだけで、ご主人は奥さんの言うことしか聞きません。ですから、入院中から奥さんが付きっきりでした。

しかし、奥さんも高齢ですから、そんなに無理がきくわけではありません。在宅に戻って数か月した頃、とうとう奥さんが倒れてしまったのです。

困った息子さんが、二人を一緒に入院させてほしいと当院に頼みにきました。ご主人は、治療は終わっているので入院する必要はないのですが、介護する奥さんが倒れてしまったので、家に一人で置いておくわけにはいかないというのです。一種の社会的入院ですが、事情を考えると断ることはできませんでした。

Sさんの奥さんは激しい貧血を起こしていましたが、輸血などの処置で元気になりました。しかし、また自宅に戻って老老介護が始まったら、同じことが起きてしまいます。

このように、一人に介護の負担が集中すると、やがて共倒れになります。最悪の場合、介護者殺人や心中のような悲惨な結果を招くこともあります。そうならないように、家族がキーパーソンを支える体制を早いうちからつくっておくことが大事です。そのために、介護を支える支援の仕組みがあるのです。

ケアマネージャーによく相談し、ヘルパー、訪問看護、訪問リハビリを上手に使い、ときには通所サービスも利用して、キーパーソンの負担をなるべく軽くしましょう。

Sさん夫婦は、その後、ご主人一人だけを施設に入れることはできないので、ご夫婦二人で施設に入りました。それはそれでよかったと思いますが、施設に入る経済的な余裕がない場合もあります。そういう時は、自分一人で負担を抱え込まず、ケアマネージャーや地域包括支援センターなどの窓口で相談してほしいと思います。

頑張りすぎはダメ、他人まかせもダメ

介護は長丁場です。しかも毎日のことですから、頑張りすぎると長続きしません。当院に入院していたHさんの奥さんは、ご主人を思うあまり、入院中も泊まり込んでご主人の面倒を見ていました。退院後も一人で献身的な介護を続けており、このままでは奥さんが疲労で倒れてしまうのではないかと、私たちも危惧していました。ご主人は脳梗塞で倒れて寝たきり。しかも糖尿病が悪化して血液透析を受けていました。そういう患者さんを一人で看るのは、やはり限界があります。

先ほどのキーパーソンの話と重なりますが、介護は一人でできるものではありません。家族全員の問題として考え、負担を分け合える家族がいるなら、少しずつ負担を分担してほしいと思います。

また、ある程度介護を人にまかせることも必要です。月に1日でも2日でも介護から解放される日があれば、精神的にも身体的にもラクになり、また頑張ろうという気持ちが湧

いてきます。

このように頑張りすぎる家族がいる一方で、人にまかせっきりという家族もいます。病院に入院したら、ほったらかしで顔も見に来なかったり、退院が決まっても引き取ろうとしない人がいます。救急搬送されてきた患者さんを、私たちは可能な限り受け入れていきます。それを見込んで、安易に救急要請をする人もいます。お年寄りの場合、入院すると長引くことが多く、そのまま病院に預けっぱなしという家族もいるのです。

介護保険制度ができてから、介護放棄をする家族が増えています。先にも紹介しましたが、保険料を払っているのだから、サービスを受けるのは当然の権利だと思っていたり、施設や病院が病人の世話をするのは当たり前だと思っているのです。

特に患者さんが認知症になってしまった場合、家族が介護を放棄する例が増えます。私たちが困ってしまうことも少なくないのです。

家族が頑張りすぎず、足りないところを在宅支援や介護サービスで補う。介護保険はそのための制度でもありますから、利用者や家族も、良識のある運用を心がけてほしいと思います。

100点満点を望まない

介護に熱心なあまり、ヘルパーや訪問看護師のすることに、いちいち口出しをする家族がいます。しかしそれでは、介護は長続きしません。人に依頼する部分は、ある程度受け入れる寛容さが必要です。介護においては、こうした人たちを信頼し、信用することが大事です。

在宅での介護や看護には、ケアマネージャー、訪問看護師、ヘルパー、リハビリをする理学療法士など、いろいろな職種の人が関わります。その中でも関わりが深いのは、ヘルパーや訪問看護師です。

ヘルパーは、生活全般にわたって、患者さんの支援をします。家族が介護できない時、いろいろな局面でヘルパーの助けが必要になります。しかし、そのやり方は、ヘルパーによって違います。流動食のつくり方、食事の介助の仕方、おしめの当て方など、人によってそれぞれのやり方があります。

訪問看護もそうです。担当の看護師によって、テープの貼り方一つとっても、違うことがあります。

介護や看護のやり方が自分と違うからと、家族がいちいち度を超えて注文を出すと、ヘルパーや看護師がだんだん遠ざかり、最後には来る人がいなくなってしまいます。患者さんを思うあまりの熱心さが、その家族をクレーマー化させてしまうこともあるのです。

もちろん、質のよい介護サービスを望むのは、家族として当たり前のことです。ヘルパーも看護師もボランティアではなく、プロとして仕事をしているわけですから、水準以上のサービスを提供するのも当然のことです。

しかし、望み過ぎはダメです。望み過ぎると、在宅介護も在宅医療も成り立たなくなってしまいます。一つのことでも、人によっていろいろなやり方があり、またそれをこなす能力も違います。ですから、比較するのではなく、それぞれのやり方を認める寛容さが大事です。

何事も人間がすることです。１００点満点を望むのではなく、60点、70点でもよしとし、80点なら御の字くらいの気持ちでいないと、在宅医療は長続きしません。ちなみに、私が医学部の学生だった頃は、60点とればいろいろな科の試験に合格できました。１００点をめざすのではなく、気持ちに余裕をもって、60点そこそこを狙う勉強をしていたのです。ですから、たくさんある医学部の試験をラクな気持ちで乗り切ることができました。

気持ちよくヘルパーや看護師や理学療法士に働いてもらうには、やっていただいているという感謝の気持ちを持つことも大切です。そうであれば、患者さんを思うご家族の気持ちが伝わって、ヘルパーや看護師も、一緒に患者さんを一生懸命支えようという気持ちになります。注文や文句を言うだけでなく、うまく働いてもらう知恵も必要です。

在宅医療で気をつけたい疾患、症状

ここでは、在宅で患者さんを看ている際に気をつけたい病気や症状について、ご家族としてどんな対応が必要なのかを述べておきます。

◎脳梗塞

在宅で介護していて、気づきにくい病気が脳梗塞です。脳梗塞は、大きな発作が起きる前に、それを知らせるサインが出ることがあります。それが、「一過性脳虚血発作」です。

一過性脳虚血発作は、脳の血管が詰まりかけて脳に十分な酸素や栄養が行き渡らず、一時的に片側の四肢の脱力感やマヒ、めまい、たちくらみ、ろれつが回らない、言葉が出ない、意識が遠のくなどの症状が出るものです。しかし数秒から数分以内に症状が消失するため、そのまま放置されがちです。

高齢者の場合、そういう症状が出ても、本人が気づかなかったり、気づいても訴えないことがあります。ですから、まわりの人がふだんからよく観察してください。「一瞬、ものを落とす、体が傾いている、立ち上がりにくい」など、日頃と少しでも違うところがあったら、すぐに病院を受診してください。

一過性脳虚血発作は、早期の対応が非常に大事です。発作に襲われた直後は、本人の意識が比較的はっきりしており、受け答えなどもできるため、たいしたことはないと思ってしまいがちです。

しかし、症状の消失は脳虚血から回復したことを意味しません。詰まっていたところが一時的に流れて、症状が消えただけです。むしろその段階で、一部の死滅した脳細胞が周囲の生きた脳細胞を取り込むように、時間の経過に従って脳細胞の壊死が広がっていく可能性が大きいのです。

ですから、一過性脳虚血発作が疑われる時は、とりあえず様子を見るのではなく、ただちに救急車を呼んで、専門病院を受診する必要があります。

一過性脳虚血発作を起こすと、3か月以内に20％程度の人が脳梗塞を起こし、48時間以内に重篤な脳梗塞に移行すると言われています。

重篤な脳梗塞を起こすと、在宅で看るのはむずかしくなります。入院患者さんでも、脳梗塞を起こした人が在宅に戻るのは困難です。理由は、一人でトイレができなくなってしまうからです。トイレができないことは、在宅医療の最大の障害になります。

脳梗塞は再発しやすい病気です。リハビリをして、元気になってやっと自宅に帰れたと思った矢先に、再発してしまうこともあります。脳梗塞を発症したということは、そもそも脳の血管が詰まりやすい状態になっているということです。脳だけでなく、ほかの血管も詰まりやすい傾向がありますから、下肢に起こる閉塞性動脈硬化症のような他の閉塞性疾患になることもあります。

脳梗塞や脳出血などの脳神経疾患になると、次ページのイラストのような症状が出てきます。これらの症状は、必ずしも脳梗塞に起因するものとは限りません。しかし、放置は厳禁です。万が一を考え、早期に対処してください。

①頭痛…クモ膜下出血、脳梗塞、脳出血、髄膜炎などにともなって起きます。頭痛は、それ以外の原因でもよく起きますから、判別のむずかしい症状です。

②手のふるえ、マヒ…脳梗塞、脳血栓症、脳内出血などにともなう症状です。少しでも手に反応があれば不完全マヒ、まったく反応がなければ完全マヒです。

③失語…脳梗塞による症状です。自分では話せるけれど相手の言葉が理解できない、意味はわかるけれど言葉にならないなど、失語でもいろいろなパターンがあります。

④視覚の異常…片側が見えない半側空間無視、視野が欠ける視野欠損、ものが二重に見える複視などの視覚異常は、脳内出血、脳梗塞による視野障害です。

⑤感覚マヒ…脳内病変によって感覚が鈍麻し、臭いや味に鈍くなります。

脳梗塞 観察のポイント

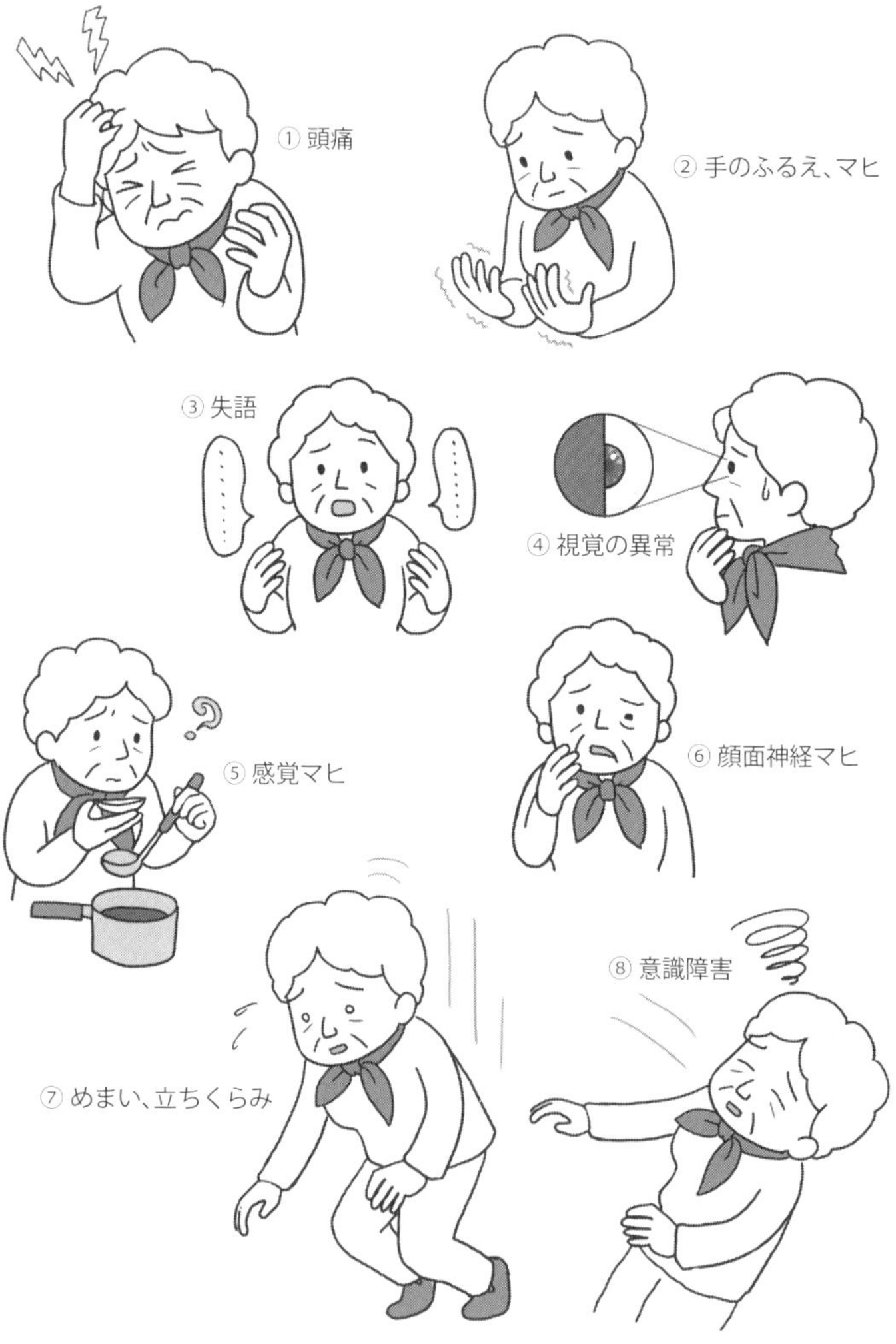
① 頭痛
② 手のふるえ、マヒ
③ 失語
④ 視覚の異常
⑤ 感覚マヒ
⑥ 顔面神経マヒ
⑦ めまい、立ちくらみ
⑧ 意識障害

⑥顔面神経マヒ…脳梗塞、脳内出血、クモ膜下出血による症状です。顔の筋肉の動きに左右差がある、片側の口角や頬が垂れ下がる、まぶたの動きが左右不均等などの症状が出ます。

⑦めまい、立ちくらみ…脳梗塞の前駆症状である一過性脳虚血発作が原因です。血圧が下がったり、内耳に異常があっても起こります。

⑧意識障害…脳出血によるものと、てんかんやけいれん発作によるものがあります。

◎がん

がんの治療は、化学療法や放射線療法なら通院しながら治療を続けることができます。また、経口の抗がん剤なら、在宅医療も可能です。その場合は、主治医に相談して往診してもらい、訪問薬剤師に薬の管理をしてもらいます。こうした通院・在宅治療なら、がんでもふだんに近い日常生活を送れますし、仕事を続けることもできます。

しかし、抗がん剤の副作用が起きた時の対処や、ケガや感染症の予防、食事の管理などは本人や家族でしなければなりません。

がん相談支援センターでの相談内容

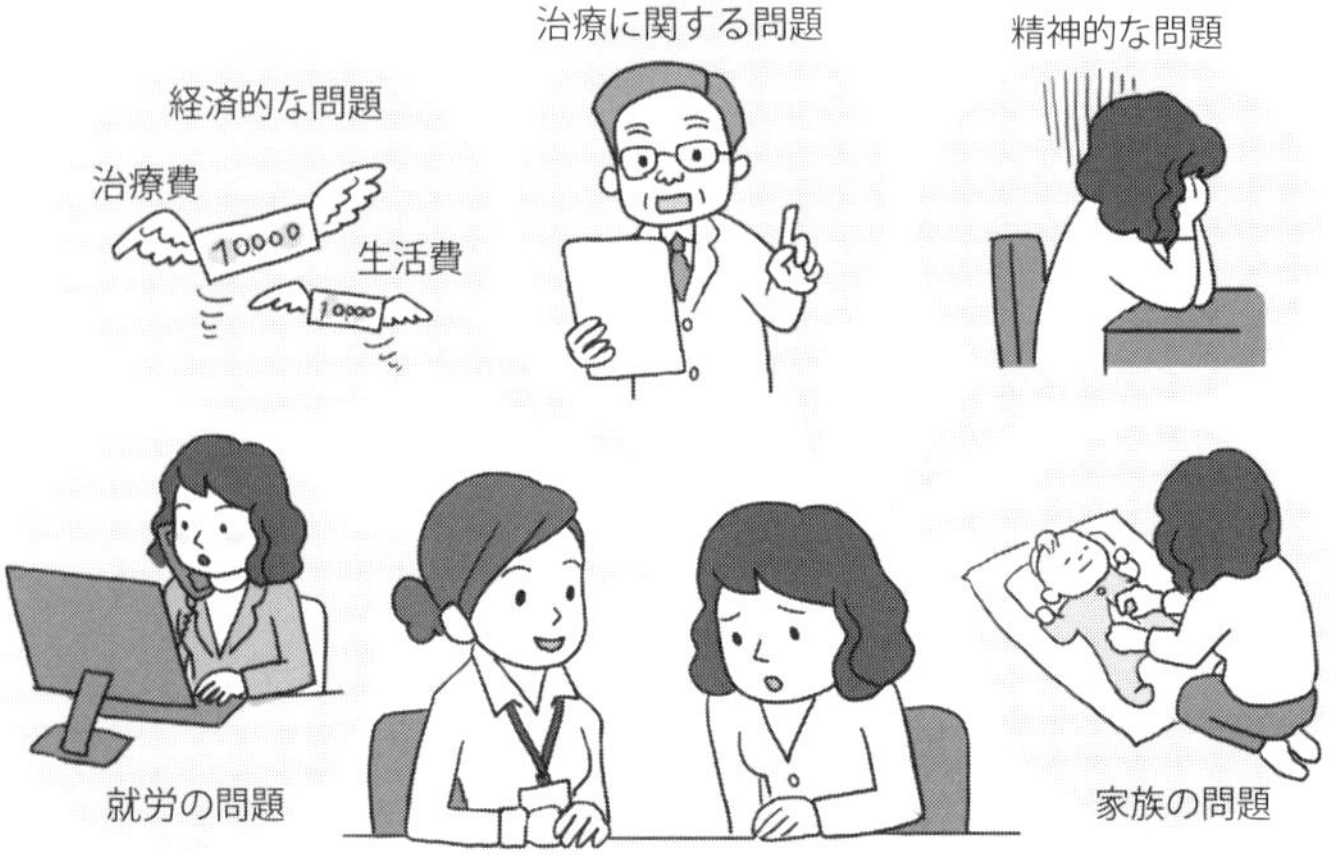
治療に関する問題
精神的な問題
経済的な問題
治療費
10000
生活費
10000
就労の問題
家族の問題

抗がん剤の副作用が強い場合、特に嘔吐がひどくて食欲がない、下痢がひどいといった消化器系の症状が強い場合は、主治医に早めに相談して往診してもらい、抗がん剤を点滴で打つこともできます。点滴なら静脈に直接抗がん剤が入るので、消化器が抗がん剤の副作用を受けることはありません。

こうした治療もなくなり、ターミナルケアとして在宅医療を選ぶがんの患者さんもいます。その場合は、痛みのコントロールが治療の中心になります。

在宅で治療を続けてきて、困った時は「がん相談支援センター」に相談するといいでしょう。これは、全国にある「がん診療連携拠点病院」「地域がん診療病院」などに設けられている相談窓口で、誰でも無料で相談できます。

がん相談支援センターは、がんに関するさまざまな情報を集積し、がんの患者さんや家族に提供しています。たとえば、住んでいる地域のがん専門病院の情報、県や自治体などによる支援体制などの情報提供のほか、経済的な問題や病状の見通し、心身の変調など、病気や生活全般にわたって、どんなことでも相談に乗ってくれます。

◎慢性閉塞性肺疾患（COPD）

いま、肺の病気で増えているのが、慢性閉塞性肺疾患（COPD：Chronic Obstructive Pulmonary Disease）です。この病気は、従来「肺気腫」「慢性気管支炎」と呼ばれていた病気を一緒にして総称したものです。

肺気腫は、気管支の先についている肺胞が壊れる病気です。肺胞は、呼吸した空気から酸素を血管に取り入れ、二酸化炭素を排出するところで、これが壊れると肺にたまった空気を押し出せなくなります。壊れた肺胞はつながってスカスカの袋になり、機能しなくなります。

肺気腫は、しばしば慢性気管支炎をともないます。慢性気管支炎は、慢性的な気管支の炎症によって気道分泌物が気管支の壁にたまり、気道が狭くなって空気が通りにくくなり、咳や痰が続く病気です。

ＣＯＰＤの初期の症状は、咳、痰、息切れなどですが、進行すると呼吸が苦しくなり、息苦しさのために日常生活にさまざまな支障が生じるようになります。この状態を、「慢性呼吸不全」といいます。

慢性呼吸不全は、肺でのガス交換がうまく行われなくなった状態で、病名ではなく病態を表す症候群です。肺結核の後遺症や気管支拡張症、肺がんなどさまざまな病気で起きますが、約半数はＣＯＰＤによるものです。慢性呼吸不全のおもな症状は、咳、痰、息切れ、頻脈、頻呼吸、むくみ、呼吸困難などです。

慢性呼吸不全になって慢性的に酸素が不足するようになると、息切れのため歩いたり運動するのも大変になってきます。また全身に酸素が巡らなくなるので、呼吸筋や手足の筋肉がやせてきます。するとさらに呼吸機能が低下し、心臓にも負担がかかってきます。心臓が弱り、心不全や肺性心などの病気になると、死にも直結してきます。

そこで、早めに外から酸素を補う必要があります。それを在宅でできるようにしたのが、在宅酸素療法（ＨＯＴ（ホット）：Home Oxygen Therapy）です。以前は、慢性呼吸不全になると長期入院が必要でしたが、いまではＨＯＴのおかげで、自宅で仕事や趣味を楽しんだり、自由に外出もできるようになりました。

ＨＯＴは、室内では酸素濃縮装置、外出時は携帯用の酸素ボンベを使用し、通常は鼻、または口からカニューレ（チューブ）やマスクで酸素を吸入させます。吸入量は、呼吸不全のタイプによって違います。

不要な炭酸ガスが体内にたまらないタイプのⅠ型呼吸不全では、一般的には２〜４Ｌ／分、炭酸ガスがたまるⅡ型呼吸不全では０・５〜１・５Ｌ／分です。Ⅱ型呼吸不全は、不用意に高用量の酸素を流すと血液中の炭酸ガスが上昇して、頭痛や意識障害を起こすことがあるので、低用量で行います。

ＨＯＴの恩恵を十分受けるためには、主治医の適正な酸素処方が必要です。医師の処方を守り、勝手に酸素吸入量を増やしたり減らしたりしないようにしましょう。不都合があったら、訪問看護師や主治医に速やかに連絡します。また、必ず月に一度、通院や往診で医師の診察を受け、酸素量を調整します。

また、HOTだけでなく、COPDなど、もともとの病気の治療も必要です。

HOTは、健康保険が適用されます。また、使用する器械は医療機関からレンタルされ、メンテナンスは業者が行います。

COPDの症状が進み、呼吸する力がさらに弱くなると、酸素不足だけでなく、二酸化炭素を十分吐き出せなくなり、体内に炭酸ガスがたまってきます。こうなるとHOTで酸素を補うだけでは不十分なので、在宅人工呼吸療法に切り替えます。機器を使って呼吸の補助を行い、過剰にたまった二酸化炭素を吐き出して、酸素の取り込みを促します。

壊れてしまった肺胞は、元には戻りません。したがって在宅酸素療法も人工呼吸法も生涯にわたって行う治療です。しかし在宅酸素療法によってCOPDの予後がよくなることがわかっていますから、なるべく病気を進行させず、うまくつきあっていただきたいと思います。

健康な人と慢性閉塞性肺疾患(COPD)の人の血液中酸素濃度の違い

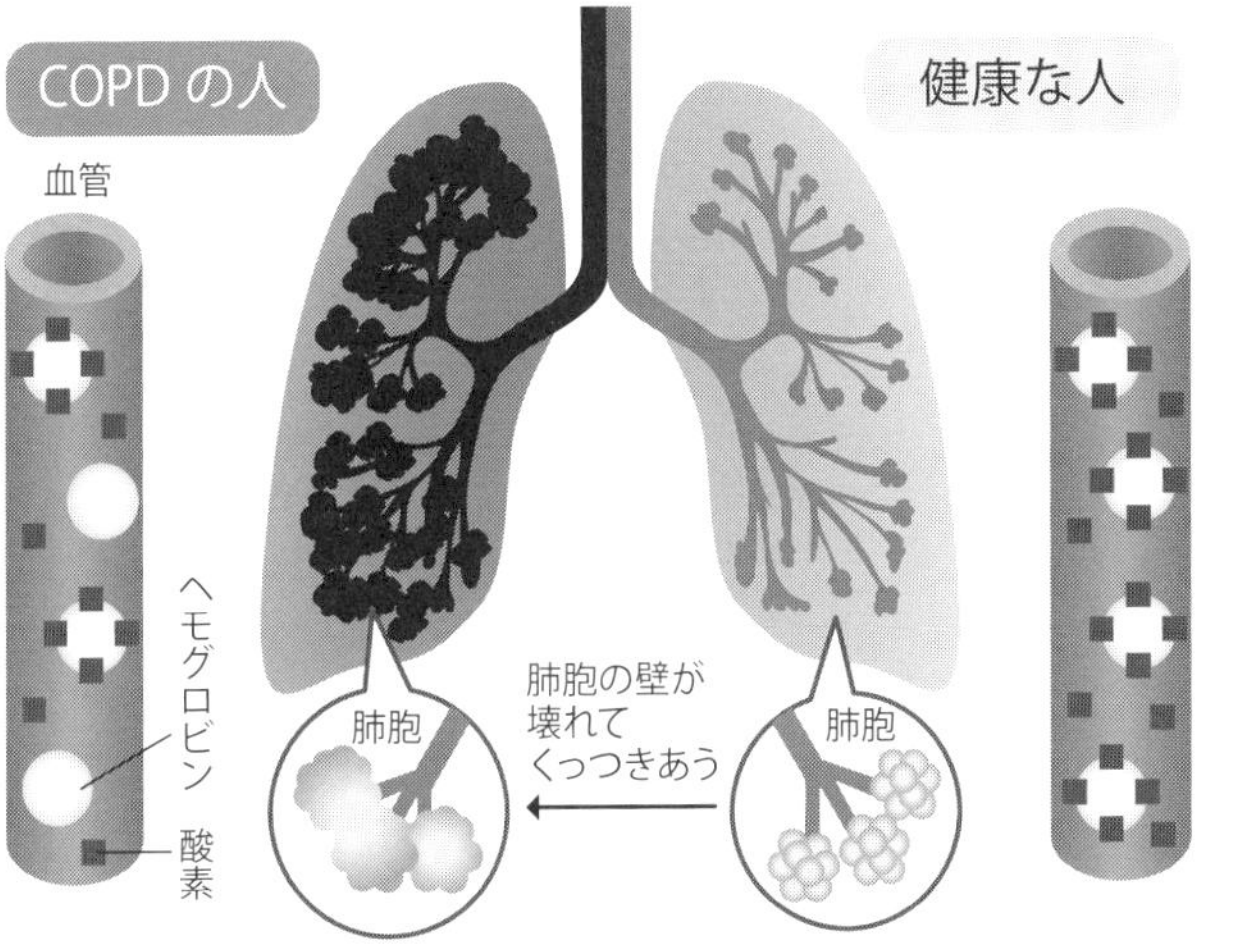

在宅人工呼吸療法

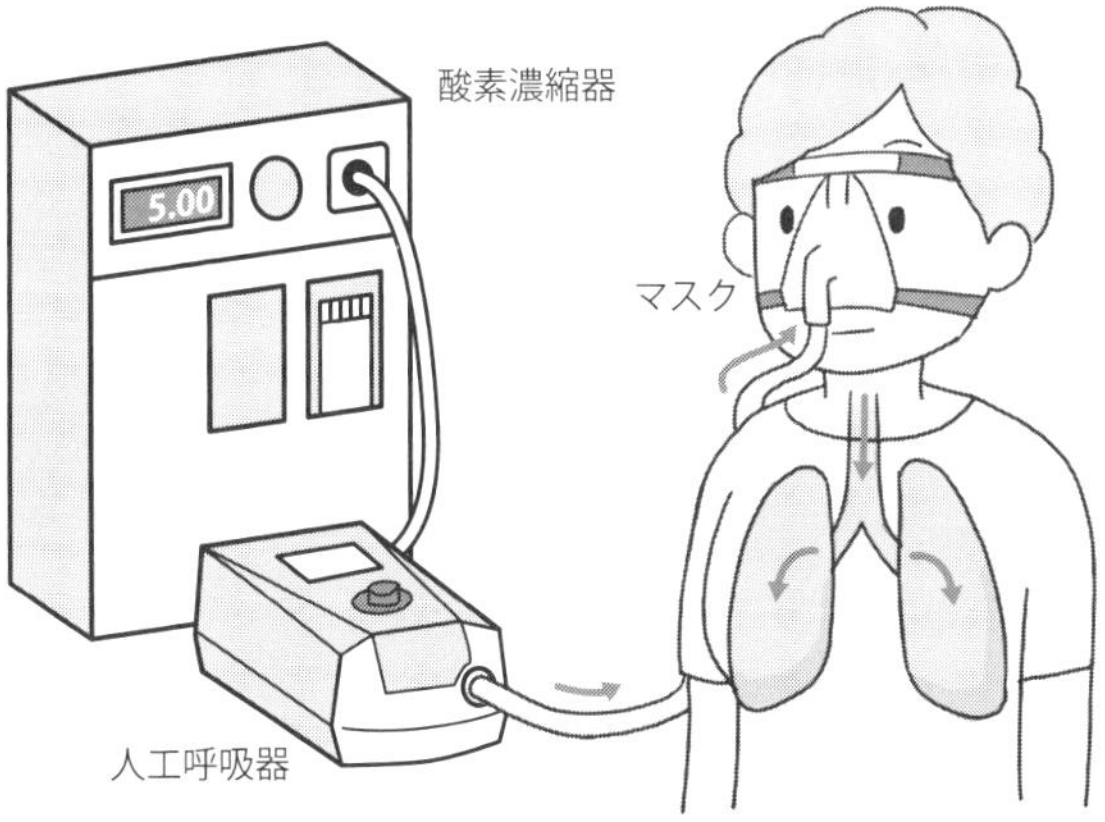

◎誤嚥性肺炎

在宅では、介護されているお年寄りの表情にも注意を払ってください。笑わなくなったりしゃべらなくなったら、要注意です。一つは老年性うつの心配ですが、もう一つは嚥下《えんげ》機能が落ちている可能性があります。

嚥下とは、食べものや飲みものを飲み込む動作のことをいいます。この機能が低下すると、飲食物が胃ではなく気管や気管支の中に入ってしまいます。これを誤嚥といいます。

誤嚥は、食事の時だけに起きるものではありません。寝ている時に、唾液が気道に入ってしまうこともあります。唾液や飲食物と一緒に口の中の細菌が気管から肺に入ると、感染症を起こします。これが誤嚥性肺炎です。

誤嚥性肺炎のような高齢者の肺炎は、若い人の肺炎と違って熱や咳がそれほど出ません。そのため周囲の人が気づきにくく、気づかないうちに進行してしまいます。

介護しているお年寄りを見ていて、

・なんとなく元気がなくなった。
・一日中うつらうつらしている。

・食事中にむせる、咳き込む。
・喉がゴロゴロしている。
・息切れがするようになった。

などの症状があったら、誤嚥性肺炎の疑いがあります。

肺炎はいま、日本人の死亡原因の第3位です。そしてその95％は高齢者です。高齢者にとって、肺炎は最も死に近い、危険な病気なのです。

誤嚥性肺炎を一度起こすと、何度もくり返します。ですから、日頃の予防が大事です。嚥下機能を低下させないために、よく話しかけたり、一緒におしゃべりをしましょう。ふだんからよく笑ったりしゃべったりしている人は、口のまわりの筋肉をよく使っているので、嚥下機能がそれほど落ちることはありません。話したり笑ったりすれば脳にも刺激が伝わって、認知症も防げます。

また、嚥下機能の障害は、言語聴覚士のリハビリによって回復します。誤嚥性肺炎を起こしたことのある人は、訪問リハビリなどで嚥下機能の訓練を受けるといいでしょう。

◎褥瘡《じょくそう》

褥瘡とは、床ずれのことです。長い間寝たきりだったり、座った状態が続くと、体重で圧迫されている部分の血流が悪くなり、赤くなったりただれたり、傷ができてしまうことがあります。これが褥瘡です。在宅医療を行う上での大きな阻害要因の一つです。褥瘡の発生に関わる因子と褥瘡になりやすい体の部位を示しておきますので、参考にしてください（次ページ参照）。

健康な人なら、寝ている間に寝返りを打ったり、イスに座る姿勢を変えたりして、同じところに体重がかからないようにできます。ところが、高齢になると、この体位変換が自分の力でできなくなってきます。その結果、同じところが圧迫され、そこの皮膚に酸素や栄養が行き渡らず、細胞が壊死してしまうのです。

褥瘡ができやすいのは、体重がかかり、骨が突き出た部分です。仰向けに寝た姿勢では、後頭部、肩甲骨の周辺、お尻の仙骨のまわり、かかとなどです。

横向きで寝た姿勢では、下になったほうの耳、肩、ひじ、骨盤の腸骨、ひざやくるぶしです。加齢に加えて、低栄養、マヒ、乾皮症などがあると、褥瘡ができやすくなります。

褥瘡の発生に関わる因子

1. 栄養状態が悪い
2. 皮膚が弱くなっている
3. 高齢者で排泄物や汗により皮膚のふやけがある、むくみがある
4. 抗がん剤やステロイドなど薬の副作用で免疫力が低下している

褥瘡になりやすい体の部位

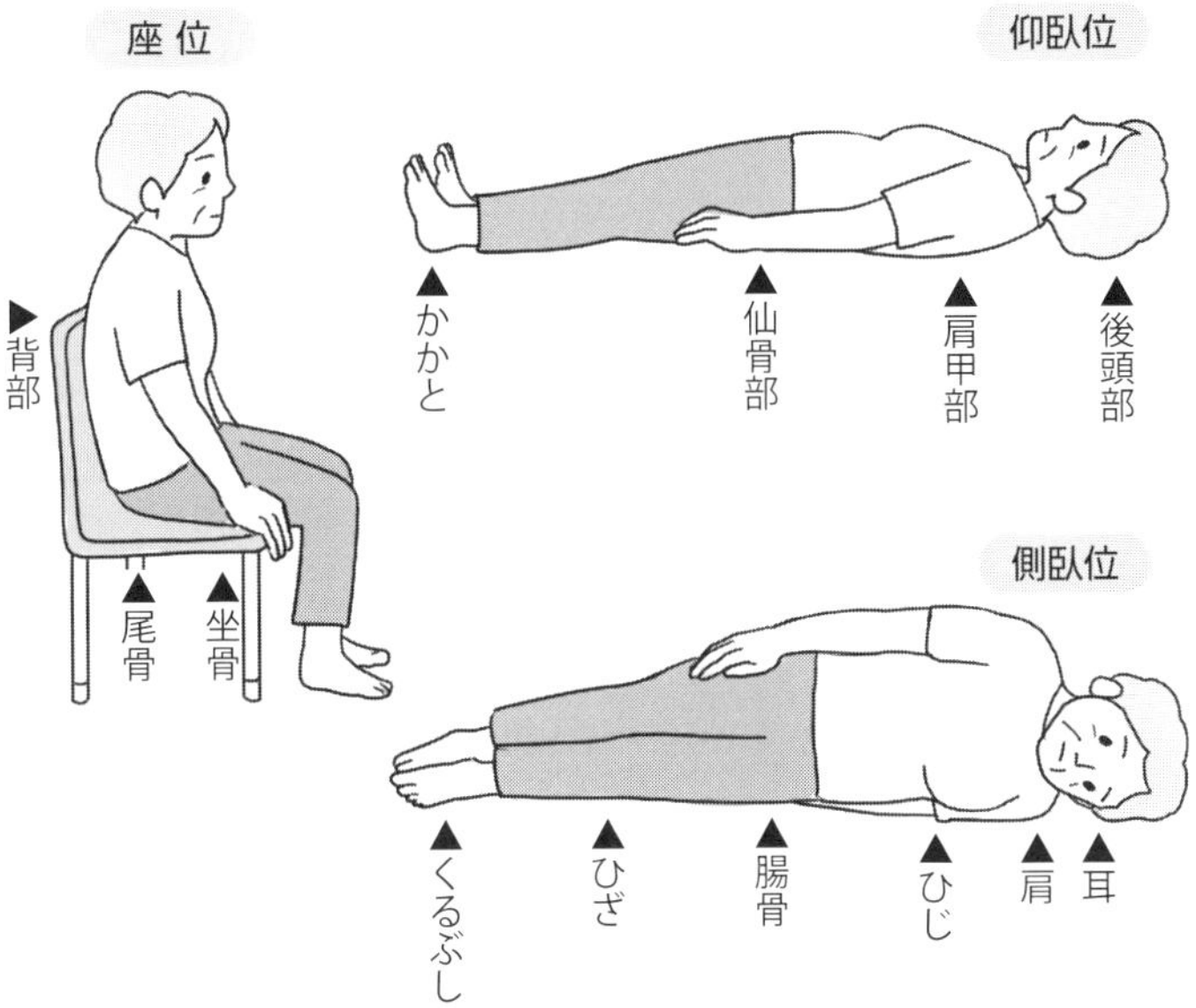

褥瘡の初期の症状は、皮膚の赤みです。これが褥瘡かどうかを見分けるには、その部分を押してみてください。押して白くなり、離して赤くなるようなら、ただの赤みで褥瘡の心配はありません。押しても赤いままなら、褥瘡の恐れがあります。進行するとだんだん褥瘡が深くなり、その部分の細胞が壊死していきます。体力のないお年寄りは、そこから感染症が広がる恐れがありますから、注意が必要です。

褥瘡を防ぐには、こまめに姿勢を変えることです。一般的には、2時間ごとに体位を変換すると、褥瘡ができないといわれています。真上や真横を向くと骨の突出部に荷重がかかるので、体を上向きにし、右か左に30度傾ける姿勢を取り、クッションや座布団などを入れて姿勢を保持します。

また、できる範囲で運動したり、低栄養にならないように食事を食べやすい形にするなどの工夫も必要です。

褥瘡が見つかったら、すぐにかかりつけ医か訪問看護師に相談し、早めの手当てを受けてください。

◎腹膜透析

慢性腎不全が進行したり、糖尿病性腎症などにかかると、人工透析が必要になります。人工透析には、血液透析と腹膜透析があります。血液透析は週に3回ほど医療機関に通って透析を受けなければなりませんが、腹膜透析（peritoneal dialysis＝ＰＤ）なら在宅で透析が可能です。

腹膜透析は、自分のお腹にある腹膜を使って血液をろ過する方法です。

血液透析のように大がかりな装置が必要ないため、自宅や勤務先で、患者さんが自分ですることができます。

腹膜透析は、血液透析に比べると心臓や血管への負担が少なく、少ない透析量でも可能なので、高齢者にやさしい透析だといわれています。しかも残存腎機能を保つことができ、血液透析ほど食事制限が厳しくありません。ですから、腎臓の機能がまだ残っており、腹膜透析ができる条件が整っていたら、在宅での腹膜透析をお勧めします。

ただし、腹膜透析は透析液を交換したり、カテーテルを洗浄したりしなければなりません。カテーテルの洗浄が不十分だと感染症を起こすことがありますから、在宅で行う場合は、しっかり管理できる家族が必要です。

２０１１年3月に起きた東日本大震災では、腹膜透析が一躍注目を集めました。透析のできる病院やクリニックが津波で次々に流されて、血液透析ができなくなってしまったからです。血液透析はどこででもできるわけではありませんが、腹膜透析なら、水さえあれば体育館や避難所の片隅でもできます。また必ずしも医師が必要ではなく、看護師がお手伝いすれば、透析が可能です。

透析医療の世界では、いま「ＰＤファースト」といって、腹膜透析をまず選択し、腹膜の状態を見ながら血液透析に移行するという考え方が一般的になりつつあります。透析治療は長期にわたるので、体に負担の大きい血液透析の期間をできるだけ短くするためです。

高齢の患者さんは、自力での通院がだんだんむずかしくなりますから、可能であれば腹膜透析から始め、できるだけ腎機能を温存してください。そうすれば、生活の質もある程度保つことができます。

食べるための胃ろうは「第二の口」

私は、ものを食べられない人や嚥下機能が低下している人に、「胃ろう」の造設を勧めることがあります。

胃ろうは、お腹と胃の壁に５㎜程度の小さな穴を開けて管（カテーテル）を通し、胃に直接栄養を送る治療のことです。この手術をペグ（ＰＥＧ＝Percutaneous Endoscopic Gastrostomy）といい、「経皮内視鏡的胃ろう造設術」と日本語では訳します。

口から食事がとれなかったり、誤嚥性肺炎を起こしやすい人は、胃ろうの造設によって栄養の確保ができ、食事の際の誤嚥性肺炎を防ぐことができます。ですから、在宅での食事管理がしやすくなります。

しかし、それだけではありません。胃ろうをつけると胃腸の働きがよくなって、嚥下が改善することがあるのです。

食事がとれないお年寄りの中には、声をかけると返事をしたり、自分の名前を言える人がいます。そういう人で、ものを食べられない人は、まずいません。もし食べられないとすれば、食べる訓練ができていないだけです。声が出せて、声帯が動いていれば、通常は食事もできるはずです。

胃ろうから栄養を入れて胃腸が動くようになると、のどもごくんごくんと動き出します。すると、唾液が出やすくなりますから、ペースト食など消化のよいものを口から入れてあげると、だんだん食べられるようになってきます。

こうして食べる訓練をすれば口からものが食べられるのに、人工栄養剤を胃ろうから入れてしまうと本当に食べられなくなって、栄養だけを補給して延命することになってしまいます。

私は、「おいしいものは口から、まずいものは胃ろうから」と、いつも言っています。好きなものやおいしいものが口から食べられるようになると、食べる喜びが生まれてきて、元気になります。口を使って咀嚼《そしゃく》をすれば、脳血流がよくなってボケ防止につながります。咀嚼して口から食べることは、体にさまざまな効用をもたらします。

口から食べられるようになっても、胃ろうはそのまま置いておきます。そして「第二の口」として使います。苦い薬を飲む時や、食事だけでは栄養が足りない時に、胃ろうを使います。また、水分を胃ろうから補給すれば、熱中症の予防にも役立ちます。

胃ろうを造設することに、否定的な考えもあります。特に終末期に胃ろうを造設すると、寝たきりのまま延命して、寝たきり老人が増えます。ですから国は、胃ろうをあまり勧めていませんし、食べられるようになったら胃ろうの閉鎖を指導しています。

しかし、胃ろうも使い方次第です。私は、必ずしも閉鎖することはないと思っています。胃ろうは使っていないと自然に閉じますが、使用せずにそのまま留置しておいても、また使えます。特に暑い夏の時期は、胃ろうから水分補給ができるため熱中症予防になり、いちいち医療機関に行って点滴することを避けることができます。

介護福祉施設の中には、胃ろうのある利用者の入所を制限するところもあります。栄養剤の注入や胃ろうの管理に手がかかることと、寝たきりになった時に長期化するからです。日立養力センターは、胃ろうのある入所者を10人まで受け入れていますが、ただ拒否するのではなく、今後は胃ろうの活用をもっと考えるべきだと思います。

リハビリ効果を低下させる炎症に注意

訪問リハビリや通所リハビリを受けているお年寄りも多いと思いますが、リハビリをいくら実践しても効果があがらなかったり、逆にやせ衰えていくようなら、一度血液検査を受けることをお勧めします。

体のどこかに炎症があると、リハビリをしても筋肉が消耗し、その効果があがりません。炎症があると、肝臓がCRPという炎症タンパクをつくります。この炎症タンパクを肝臓がせっせと産生するので、本来つくらなければならない、筋肉のもととなるアルブミンなどのタンパク質が産生されないのです。

また、そういう状態でいくら栄養を入れても、せっかくの栄養が炎症タンパクをつくるほうに使われてしまいます。つまり栄養を入れれば入れるほど、炎症が続き、筋肉が消耗していくのです。

炎症反応は、血液検査のCRPの値でわかります。CRPが0・4mg／dl以上（この数値は医療機関によって違います）か陽性だったら、体のどこかが炎症を起こしている可能性があります。

高齢者の場合、誤嚥性肺炎や尿路感染症などの感染症を起こしやすく、慢性的に炎症がある場合があります。慢性炎症は症状があまりないため本人も家族も気がつかないことが多いので、注意してください。

CRPタンパクは、健常な人の体内にはごく少量しかないタンパク質です。ですから、この数値が下がるまで徹底的に治療して、炎症がおさまれば、栄養が体によいタンパク質をつくるようになり、リハビリの効果もあがってきます。

寝たきりを防止する「招き猫体操」

高齢になると筋力が衰えて、だんだん歩行が困難になってきます。また、骨ももろくなるので、転ぶと骨折しやすくなります。特に大腿骨頸部を骨折すると、そのまま寝たきりになってしまうこともあります。高齢者の転倒骨折による寝たきりは脳卒中に次いで多く、寝たきりの原因の第2位です。

寝たきりになってしまうと、トイレに自力で行けなくなったり、認知症のある患者さんは認知症が進行して、在宅での介護が、より難しいものになってしまいます。

いま、みなさんが介護されているお年寄りの歩行状態はどうでしょうか。自分で立ったり歩いたりできますか。膝や腰に痛みはないでしょうか。

2007年、日本整形外科学会は、骨や筋肉や関節など、体を動かすために必要な運動器に障害があり、移動が困難になった状態を「ロコモティブ・シンドローム（運動器症候群。略してロコモ）」と名づけ、これが要介護や寝たきりのリスクを高めると警鐘を鳴らしました。

それ以来、ロコモという概念もかなり広まってきました。ロコモを予防し、寝たきりにならないようにするためには、運動機能をなるべく長持ちさせることが大切です。そのために私たちは、ロコモトレーニングにも力を入れています。

その一つが「招き猫体操」です。これは、変形性膝関節症の患者さんの筋力増強のために考えたロコモトレーニングです。整形外科医で、当院の花川志郎院長の発案です。

7つのロコモチェック

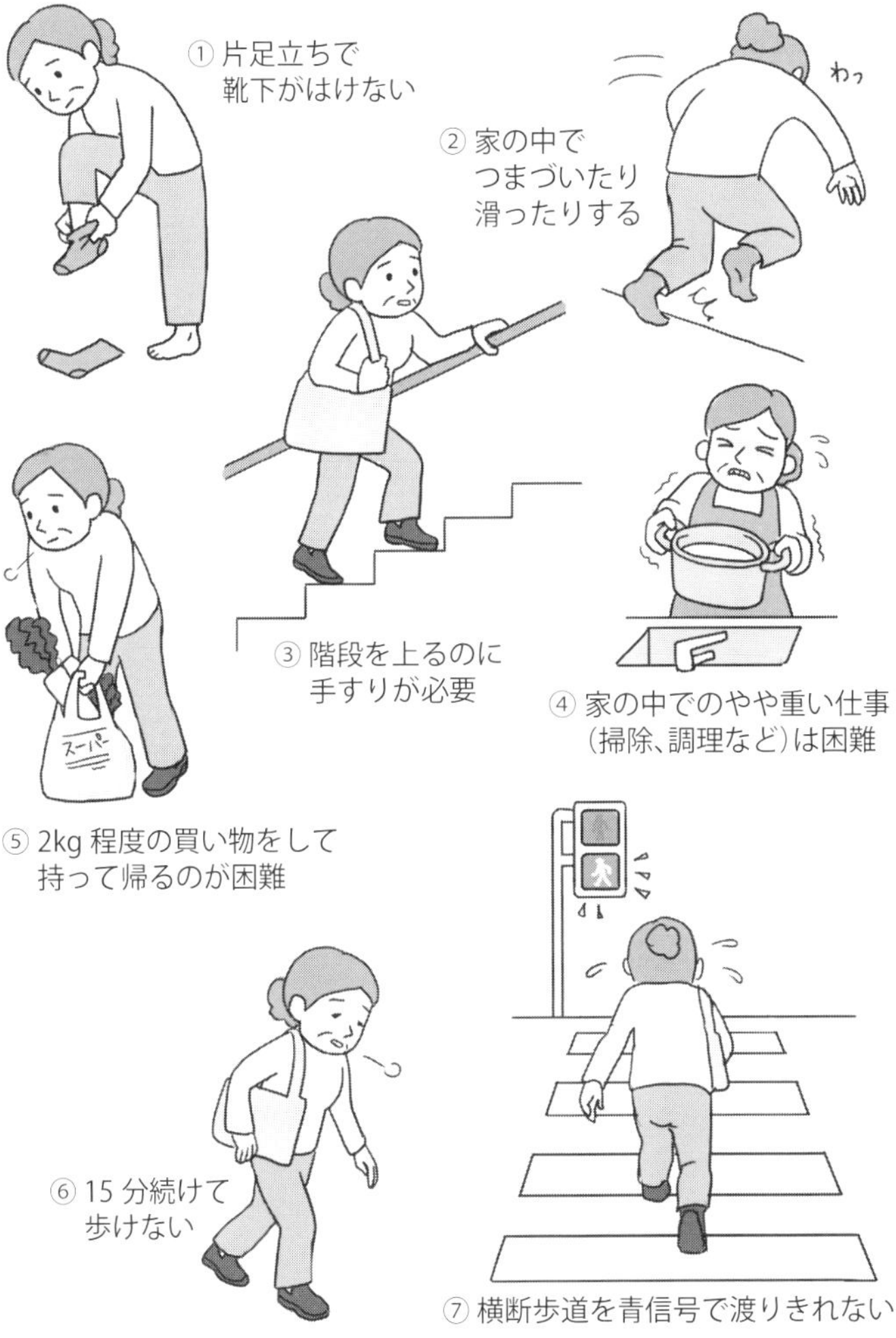
① 片足立ちで
靴下がはけない
② 家の中で
つまづいたり
滑ったりする
わっ
③ 階段を上るのに
手すりが必要
④ 家の中でのやや重い仕事
(掃除、調理など)は困難
⑤ 2kg 程度の買い物をして
持って帰るのが困難
スーパー
⑥ 15 分続けて
歩けない
⑦ 横断歩道を青信号で渡りきれない

招き猫体操

1. 右肘を曲げ、脇を締め、上肢に力を入れる。
2. 左膝をしっかり伸ばす（完全伸展位）。
左足首関節をそらせ（背屈位）、
この状態を3～5秒間保つ。
3. 左上肢―右下肢の組み合わせで行う。
4. 基本的回数は、1セット10回。
朝・昼・夜　3回行います。

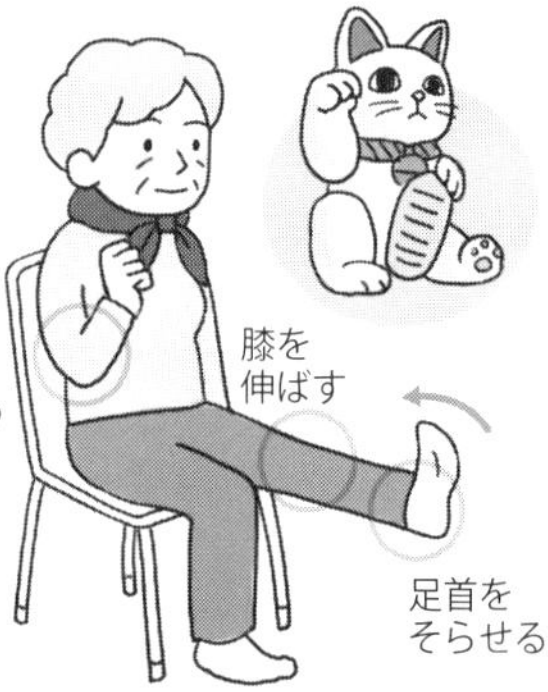

変形性膝関節症は、膝の関節の軟骨が摩耗し、大腿骨（太ももの骨）と脛骨《けいこつ》（すねの骨）がこすれあって痛みが出る疾患です。高齢の女性に多く、原因は、加齢や筋力の衰え、肥満などです。痛みがあるとだんだん家に引きこもりがちになり、運動不足でますます筋力が落ち、最後は歩けなくなってしまいます。まさに寝たきり・要介護の予備軍です。

膝が痛くて歩くのがつらい、下肢が衰えてあまり歩けない、という人は、ぜひ「招き猫体操」を行ってみてください。

「招き猫体操」は、ロコモトレーニングで行う大腿四頭筋（太ももの前の筋肉）の訓練に、上肢（腕）の訓練を組み合わせたものです。

上肢と下肢を連動させて訓練することで、座りながらにして「歩く感覚」があり、しかも体幹が安定し、力が入りやすくなります。また、足をそらすことによって下肢の静脈の血流やリンパの流れがよくなり、足のむくみの予防、改善にも役立ちます。

これならイスやベッドに座りながらできますから、転倒の心配もなく下肢を鍛えられます。

座りきりで歩かないと、どんどん筋力が衰えて本当に歩けなくなってしまいます。そうなる前に、少しでも下肢の機能を強化・維持するように心がけてください。

「招き猫体操」で、ぜひ健康も一緒に招き込んでください。

患者さんの嗜好をできる範囲で尊重したい

どんな人にとっても、病院にいるより、長年住み慣れたわが家がいちばんです。まして高齢者なら、なおさらでしょう。

自宅で、いままでどおり家族と暮らす生活は、それだけで患者さんに元気を与えます。

退院を不安に思っている患者さんに、私は「お試し退院」を勧めることがありますが、あんなに退院を不安に思っていた人でも、一度自宅に帰ると元気になって、お試し退院が本当の退院になることもあります。

在宅のよさは、入院前と同じように、自分らしい生活ができることです。そこでは、病院ではできなかったこともできます。

私の経験ですが、肺がんの末期の患者さんで、どうしても好きなタバコが吸いたいからと、在宅医療を選んだ人がいました。喫煙が肺がんによくないことは誰でも知っています。しかし、ご本人が望むなら、最期まで一日1本でもいいからタバコを吸わせてあげたいというご家族の思いもあって、在宅に帰って行かれました。

また、肝臓がんの患者さんで、お酒を飲みたいからと、在宅に帰った人もいます。その患者さんもご家族の理解のもとに、ときどきは晩酌を楽しんでいるそうです。

病院で縛られているより、在宅で好きなことをしたい。そう思っている患者さんも多いと思います。私はそういう人には、ご家族の同意を得て、在宅医療を勧めています。

「はじめに」でご紹介したTさんもそうです。これからそう長くない人生、それが体によくないことであっても、自分の好きなことをして余生を全うしたい。私は、その患者さんの覚悟と決意に敬意を払いたいと思います。ご家族も、そういう患者さんの意思を尊重し、受け入れているのでしょう。

「体に悪いから、お酒もタバコもダメ」。そういう制約が、かえって患者さんにはストレスになります。むしろ、病気のことはあまり考えず、少々の我がままをするくらいのほうが元気になり、自立度が上がることもあります。そういう患者さんを見ると、「在宅の力」を感じずにはいられません。

介護支援サービスを上手に利用するコツ

日本はどちらかというと閉鎖的な社会なので、知らない人が自宅に出入りすることを嫌ったり、患者さんを外に出したがらない傾向があります。そういう家族は在宅支援サービスを拒否し、全部を自分たちで抱え込んでしまいます。でも、それでは自分で自分の首を絞めるようなものです。

介護は長く続きます。10年、20年続くこともあります。患者さんは年をとる一方ですから、普通はいま以上によくなることは望めません。介護する家族も年をとって、だんだん疲れてきます。それが、介護破綻や家族の崩壊につながって行くこともあります。

そうなる前に、ぜひ介護支援サービスに目を向けてください。一度受けると、それによってどれだけ自分たちの生活がラクになるか、わかります。

介護サービスも訪問看護もいっさい受けつけないというご家族がありました。医師も訪問看護の必要性を認め、ケアプランに訪問看護を入れてあるのですが、ご家族がずっと拒否してきました。

ある時、ケアマネージャーが説得して、一度訪問看護を受けることになりました。看護師は指示通りの処置を行い、何一つ特別なことはしていないのに、そのご家族からすごく感謝されたというのです。いままで家族でやってきたことを、プロの看護師に託すとこんなにラクになるのかと、思ったのでしょう。また、自分たちの大変さを看護師に理解してもらえたことも、大きかったようでした。

このように、ちょっとしたことでも、支援サービスを受けるとラクになるのです。それは、受けてみなければわからないことです。

介護サービスには、ヘルパーや看護師、理学療法士などが自宅に赴く訪問サービスと、利用者が出かけていく通所サービスがあります。介護する家族が介護から解放されるためには、通所型のデイサービスやショートステイを利用するといいでしょう。

デイサービスなら朝から夕方まで、ショートステイなら1泊2日から、最大30日まで利用者を預けることができます。長いショートステイなら、家族は海外旅行も可能です。また、リハビリを専門に行う通所のデイケアもあります。

介護する人は、そうやって少しでも自分の時間をつくり、ストレスを解消しないと、息切れをしてしまいます。

介護保険には点数がありますから、その点数の中でどんなサービスを受けるか、その上手な受け方をケアマネージャーとよく相談してください。介護保険は、介護する家族のためのものでもあるのです。

プランは定期的に見直す

介護サービスを利用する場合、担当のケアマネージャーが、ケアプランを作成します。ケアプランとは、利用者や家族の要望を取り入れ、これから利用者がどんな生活を送りたいか目標を設定し、その目標達成のためにどういうサービスや支援が必要かを書いた計画書です。

在宅医療を受けている場合は、かかりつけ医の指示書などをもとに、プランが作成されます。このプランに基づいて、介護支援や医療支援が行われます。

ケアプランは、一度作成すると同じプログラムでずっと行きがちですが、利用者のADL（日常生活動作）などに応じて、随時見直す必要があります。

介護保険制度の目的は、利用者の自立を支援することです。利用者の状態が変化しているのに、同じプランのままの支援では、利用者のADLも向上していきません。食事や排泄、着替えなどの生活動作がどれくらい改善したか、あるいは低下したか、どれくらいのところまでできるのか……日々観察して、それに応じたプログラムに組み替えていく必要があります。

患者さんの様子は、同居している家族がいちばんよく把握しています。ですから、患者さんを見ていて、もっと支援が必要だと感じたり、不要なサービスだと感じたら、家族のほうから要望を出すといいでしょう。一度立てたプランはなかなか見直されませんから、家族が積極的に関わることが大切です。

プランを見直す時は、これからどうしたいかをご家族がよく考え、ケアマネージャーと相談しながら新しいプランを立ててください。それが、介護サービスを上手に利用することにつながります。

認知症対策は、恥じずに早めにヘルプ！

在宅で看ていていちばん困るのは、患者さんが認知症になってしまうことでしょう。認知症は、生理的なボケや物忘れとは違います。脳細胞が死んだり、脳が萎縮するなど、脳に器質的な疾患のある病気です。

アルツハイマー型、脳血管障害型、レビー小体型などいくつか種類があり、原因や症状も異なりますが、いずれも記憶力や判断力が低下し、次第に社会生活が営めなくなってきます。多少記憶力や判断力が低下しても、ある程度自立した生活が維持できていれば、認知症ではなく生理的な物忘れの範囲です。次ページに簡単な見分け方を記します（表1）。

その違いを見つけられるのは、一緒に生活している家族です。家族ができる10か条を参考にしてください（表2）。患者さんを観察していて、おかしなサインがあったら、すぐにケアマネージャーや訪問看護師に相談してください。

認知症と生理的な物忘れの違いは、わかりやすいといえます。たとえば、朝ごはんに何を食べたか覚えていないというのは、よくあることです。これは、ただの物忘れ。しかし、食べたこと自体を忘れてしまったら、要注意です。

「自分だけ朝ごはんを食べていない」「誰かが自分の朝ごはんを食べてしまった」「財布を盗まれた」「誰かがいつも見張っている」などと言い出したら、おかしなサインです。こうした、いつもとちょっと違う言動があったら、気をつけてください。

[表 1] 「加齢によるもの忘れ」と「認知症によるもの忘れ」の違い

	加齢によるもの忘れ	認知症
体験・経験	一部忘れる	すべてを忘れている
もの忘れの自覚	ある（自覚あり）	ない（自覚なし）
探し物に対して	（自分で）努力して見つけようとする	（誰かが盗ったなどと）他人のせいにする
日常生活への支障	ない	ある
症状の進行	極めて徐々にしか進行しない	進行する

[表 2] 家族ができる 10 か条

1. 見逃すな。「あれ、何かおかしい？」は、大事なサイン。
2. 早めに受診を。治る認知症もある。
3. 知は力。認知症の正しい知識を身につけよう。
4. 介護保険など、サービスを積極的に利用しよう。
5. サービスの質を見分ける目を持とう。
6. 介護経験者は知恵の宝庫。いつでも気軽に相談を。
7. 今できることを知り、それを大切に。
8. 恥じず、隠さず、ネットワークを広げよう。
9. 自分も大切に、介護以外の時間を持とう。
10. 往年のその人らしい日々を。

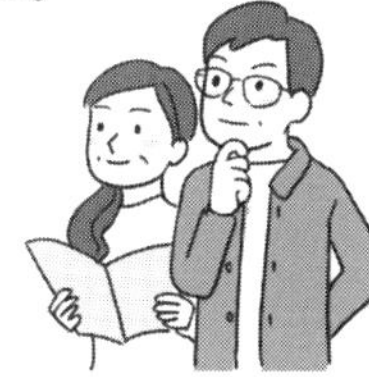

認知症にならないようにするには、脳血管障害を起こさないような生活習慣も大事ですが、ふだんから患者さんとよくコミュニケーションをとって、患者さんに刺激を与えることも必要です。

「笑わなくなったら、1年後には認知症」という言葉があります。いつも一人でいたり、会話のない生活をしていたら、やがて認知症になってしまいます。反対に、よく話したり笑ったりしていれば、それが脳への刺激となって脳を活性化させます。

私がお勧めしているのは、昔のアルバムや思い出の品をみんなで見ることです。写真や思い出の品を見ると、当時のことが思い出され、会話が弾み、思い出話に花が咲きます。自然に笑いも込み上げてきます。

テレビも、ボーッと一人で見ているのではあまり刺激になりませんが、みんなで見ながらあれこれ話をすれば、いろいろなところが活性化されます。私が個人的にお勧めしているのは時代劇、特に水戸黄門シリーズです。勧善懲悪のわかりやすいストーリーが、笑いとカタルシスをもたらします。

また、たまには一緒に外出して、季節の移り変わりを実感してもらうのもいいでしょう。

花見やお祭りの縁日などに連れ出せば、ウキウキした楽しい気分になって、免疫力も上がります。

さて、患者さんに認知症の兆候が見られたら、それを家族だけで抱えるのはやめましょう。日本では、家族が認知症になったことを他の人に知られたくないと思う人が多いようです。しかし、認知症は病気です。隠すような恥ずかしいことではありません。それよりも、一日も早くヘルプを頼んでください。

いつも来てもらっているケアマネージャーや訪問看護師に相談してもいいでしょう。専門の医療機関を受診したり、地域包括支援センターに相談に行ってもいいでしょう。家族でどうにかしようとするのではなく、一日も早くアクションを起こしてください。対応や対策が早いほど認知症の進行を抑えられますし、家族の介護もラクになります。

再発予防のためにできること

在宅医療を受けている患者さんは、できれば再入院することなく、自宅の畳の上で命を全うしたいと思っているのではないでしょうか。病院に逆戻りしないためには、体調を整え、持病などを再発・悪化させないことです。そのために、予防医学があります。

まず、脳血管障害を防ぐには、生活習慣病に気をつけてください。高血圧や糖尿病、脂質異常症、肥満、喫煙などが一つでもあると、脳梗塞のリスクは2〜3倍高くなると言われています。それが二つ三つと重なると、倍加されてリスクが高まります。仮に四つのリスクを全部持っていたら、脳卒中や心筋梗塞のリスクは16〜81倍にもなるのです。

また、寝たきりにならないようにするためには、転倒して骨折をしないように気をつけます。そのためには、骨粗鬆症対策も必要です。歩ける人は転倒しないように注意しながらなるべく歩き、日光を浴びたり、カルシウムの多い食品を摂るなど、骨を丈夫にするように心がけます。

そもそも、年をとってから入院や在宅医療が必要にならないように、予防医学を早くから始めておくことが大事です。当院ではそのために、月に一回健康教室を開いています。

この健康教室には、外来や入院の患者さんだけでなく、地域の住民の皆さんにも自由に参加していただいています。

おもに生活習慣病を予防するための健康教室で、高血圧、糖尿病、動脈硬化、慢性腎臓病、認知症、骨粗鬆症など、脳卒中や心筋梗塞、寝たきりなどにつながる病気やその予防について、医師がわかりやすくお話しします。そのあと、理学療法士が自宅でできるリハビリの方法を紹介したり、管理栄養士が生活習慣病を防ぐ食事指導を行ったりします。

ここまでは、他で行われている健康教室とそれほど違いはありませんが、当院の健康教室がユニークなのは、最後にみんなでカラオケをすることです。そのいちばん最後には、希望者に一人で歌ってもらいます。

最近は希望者が多いので、歌の一番だけにしてもらっています。カラオケ装置に精密採点の機能が付いているので、最高得点者には当院からちょっとした景品を差し上げています。みなさんが喜ばれるので最後は私が歌います。私の十八番は尾崎豊さんのI love youです。

歌うと、嚥下がよくなったり、カロリーが消費されます。ですから、お腹がすいて、食欲が湧いてきます。また免疫機能が上がるという報告もありますから、がんや感染症などの予防に役立ちます。

血圧も、歌を歌っている間は上がりますが、そのあと下がります。このカラオケに参加している高血圧の患者さんは、降圧剤をやめることができました。これもカラオケの効用でしょう。

健康教室は、いつもみんなの笑いのうちに終わりますが、笑うことが免疫力を上げることもよく知られています。つくり笑いでも免疫力が上がるそうですから、笑いは馬鹿になりません。この笑いの効用を治療に生かすために、私たちは「笑いヨガ」も実践しています。これはヨガの呼吸法に笑いを取り入れたものですが、ヨガのように体を動かす必要はありません。ただ、笑うだけです。

在宅で患者さんの介護をしていると、どうしても家の中が暗くなりがちです。そういう時は、患者さんの好きな歌を一緒に歌ったり、思い出話などをして、なるべく笑うように心がけてください。笑っていれば、病気も逃げていきます。毎日の生活に変化をつけ、楽しむことのできる時間を持つことは、精神衛生上とても大事です。

また、介護しているご家族の方も、ときには健康教室に参加して、笑いとともに帰っていただきたいと思います。

第 4 章

在宅医療の仕組みを知っておこう

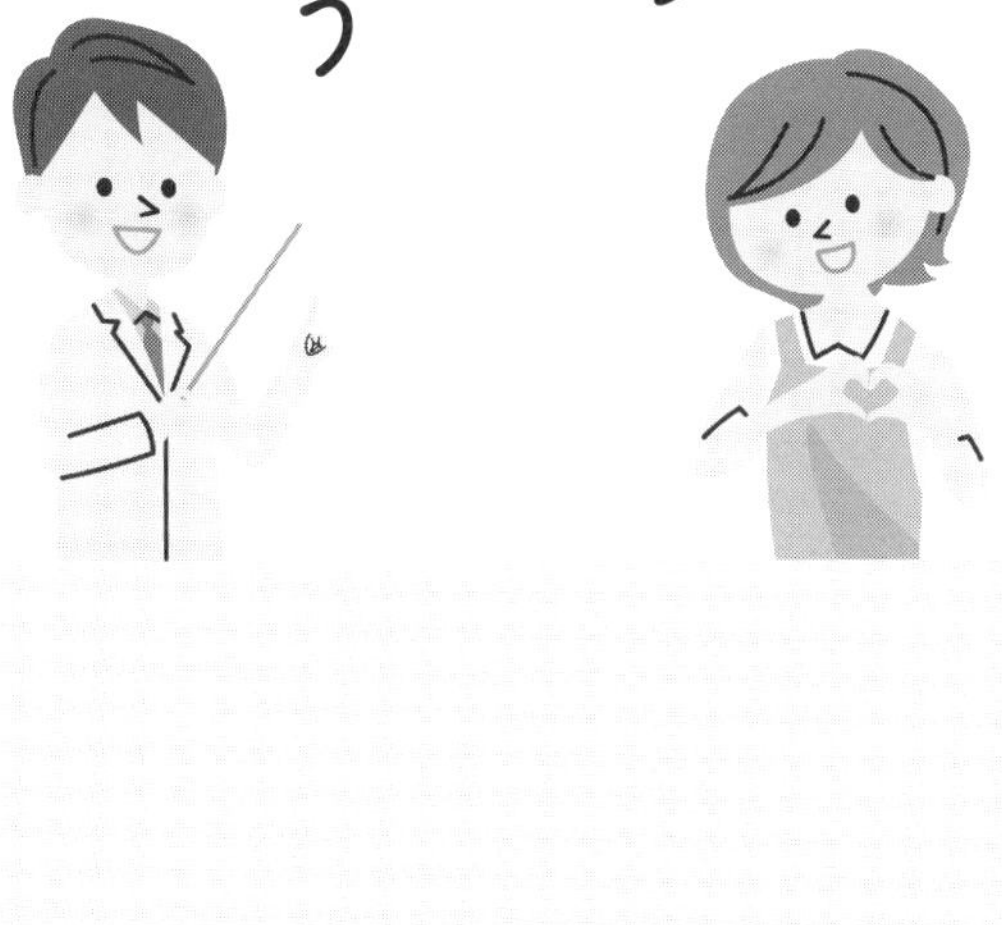

なぜいま、在宅医療が注目されているのか

ここまで、当院が取り組んでいる在宅医療について述べてきました。しかし、そもそも在宅医療って何だろう、と思っている方もいるでしょう。そこで、最後になりましたが、この章では在宅医療に関わる基本的な情報をまとめました。いままで述べてきたことと重なる点もありますが、在宅医療の理解を助ける参考にしてください。

さて、在宅医療とは何でしょう。それは文字通り、在宅で受ける医療のことです。

通常の医療行為は、患者さんが病院に出向いて診察や治療を受けます。しかし、寝たきりだったり体が不自由なために、通院が困難な患者さんがいます。そういう人のために、医師や看護師が自宅や老人施設に赴いて診察、看護することを在宅医療といいます。外来・通院医療、入院医療に次ぐ「第三の医療」と呼ばれることもあります。

現在は医療機器がコンパクトになり、在宅でも入院や外来に劣らないような治療ができるようになりました。

高齢の患者さんは、入院するよりも、できれば住み慣れたわが家で家族と一緒に暮らしたいと願っているのではないでしょうか。そういう患者さんの気持ちに鑑みて、厚生労働省（当時は厚生省）は１９８６年（昭和61年）に、家庭での介護機能を強化する方針を打ち出しました。そこから在宅を支援するシステムが構築され、１９９４年（平成６年）には在宅医療が健康保険の適用になりました。

国はいま、患者さんを入院医療から在宅医療に誘導する政策を行っています。その背景にあるのは、高齢者の増加と医療費の増大です。これから団塊の世代が高齢化し、医療費はますます増大していきます。それに少しでも歯止めをかけたいというのが、国の本音でしょう。

とはいえ、それに見合った医療資源が十分確保されているとは、とてもいえない状況です。また、介護保険制度もうまく機能しておらず、介護保険料は年々上昇しています。特に、第2号被保険者（40〜64歳の医療保険加入者）といわれる現役世代の負担は大きく、不満も募っています。

COLUMN 4

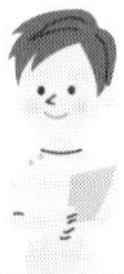

広義の在宅、狭義の在宅

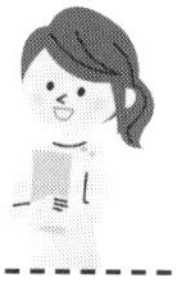

「在宅医療」の定義は広く、病院以外で行われる医療行為をすべて指します。たとえば、みなさんが病院で処方された薬を自宅で服用するのも、広義の意味では在宅医療です。ぜんそくの吸入器を使ったり、インスリン注射を自宅で打ったりするのも在宅医療。つまり、自宅で自分（あるいは家族）で行う医療は、すべて在宅医療に分類されます。

一方、通院が困難な患者さんのところに医師や看護師が訪問して医療を継続的に行うのは、狭義の在宅医療です。自宅に限らず、医師の常勤しない老人施設に医師が訪問診療することも含まれます。一般的に使われる在宅医療は、この狭義の在宅医療を指します。

本書では、その中でも自宅で受ける医療を念頭に置いて述べています。

退院後の選択肢

地域の中核病院が担っているのは、患者さんの治療だけではありません。患者さんが退院してからもその地域で安心して暮らせるように、退院後の支援が必要な患者さんには退院支援も行います。

高齢の患者さんは、退院後、自立した生活を送るのが困難な場合も多いので、どういう形の支援が必要か、それぞれの患者さんの状況に合わせて考えていかなければなりません。

患者さんがいちばん望んでいるのは、自宅に戻り、いままで通りの生活を送ることでしょう。そこで医療的なフォローが必要な場合は、在宅医療という選択があります。

しかし、一人暮らしだったり、家族が患者さんを介護できないような場合は、別の選択肢が必要になります。

その一つが、介護老人保健施設（老健施設）です。のちほど説明しますが、老健施設は病院と在宅を結ぶ中間施設です。治療は終わっても、まだ体の動きが悪かったり、体力や機能が落ちている人は、しばらく老健に入所し、在宅に戻るためのリハビリを行います。

また、特別養護老人ホームや、グループホーム、サービスつき高齢者住宅に入所するという選択もあります。施設の性格や入所の条件はそれぞれ異なりますが、これらの施設に共通なのは、老健のような一時的な入所ではなく、長期的な入所（入居）になることです。

しかし、希望してもすぐに入居できないこともあります。特に公的機関が運営している特別養護老人ホームは利用料が安く、重い要介護者にも対応するため人気が高く、どの施設も患者さんの待機が続いている状態です。

グループホームは、認知症の症状がある方が少人数で暮らす施設です。家庭に近い環境で、入居者ができる範囲で掃除や料理などの役割を分担し、自立した生活の維持を図っています。

サービスつき高齢者住宅は、ある程度自立度がある高齢者向きの住宅です。各種の高齢者向けサービスを受けられますが、サービスの内容は施設によって異なります。基本的には、医療サービスはついていません。また民間が経営しているため、価格が高めです。

退院後も引き続き治療が必要だったり、認知症など、別の病気を発症した場合は、専門病院や療養病院（介護療養型医療施設）に入院することもあります。長期入院できる療養病院は、社会的入院が多いことが問題になっており、コスト的な面からも廃止の方向にあります。

このように退院後の行き先は、大きく分けると、在宅か、施設か、病院かという選択になります。この中で、公的機関が運営している施設（介護老人保健施設、特別養護老人ホーム、介護療養型医療施設）を「介護保険施設」といいます。

支援を受けるために必要な手続き

在宅で医療支援や介護支援を受けたり、介護保険施設に入所するには、要介護認定が必要です。自宅や施設で受けられるサービスは、要支援度・要介護度によって違いますから、利用者がどれくらいの介護度なのかということは、非常に重要になります。

私たちは40歳になると、自動的に介護保険の被保険者になり、保険料を支払います。そして65歳以上になって市町村が行う要介護認定で介護が必要と認められたら、いつでも介護保険を利用でき、必要な介護サービスを受けられます。64歳までの人でも、介護保険の対象となる「特定疾病」と診断されれば、介護保険を利用できます。この特定疾病は全部で16種類あります（次ページ参照）。

いずれにせよ、支援が必要な高齢者は、在宅に帰るにしても施設に入るにしても、まずは要介護認定を受けなければなりません。

要介護の認定を受けるには、申請が必要です。住んでいるところの市町村が窓口ですが、入院中の患者さんで認定を受けていない人は、代わりに病院のスタッフが申請を行うこともできます。申請後は、市町村の職員などによる訪問調査と、かかりつけの医師や入院中の病院の主治医による主治医意見書に基づいて、介護度が検討されます。さらにそれを介護認定審査会が審査し、最終的に介護度が決定します。

介護度は、要支援1、2、要介護1～5の7段階があります。要支援・要介護とも数字が大きいほど、より多くの支援を必要としているということです。

こうして介護保険の手続きがすんだら、そのサービスをどこで受けるかを決めます。

在宅で受ける場合、ケアマネージャー（介護支援専門員）にサービス計画書（ケアプラ

16 種類ある「特定疾病」

1. がん【がん末期】
（医師が一般に認められている医学的知見に基づき、回復の見込みがない状態に至ったと判断したものに限ります）
2. 関節リウマチ
3. 筋萎縮性側索硬化症（ALS）
4. 後縦靭帯骨化症
5. 骨折を伴う骨粗鬆症
6. 初老期における認知症　※1
7. 進行性核上性麻痺、大脳皮質基底核変性症及びパーキンソン病【パーキンソン病関連疾患】
8. 脊髄小脳変性症
9. 脊柱管狭窄症
10. 早老症
11. 多系統萎縮症
12. 糖尿病性神経障害、糖尿病性腎症及び糖尿病性網膜症
13. 脳血管疾患
14. 閉塞性動脈硬化症
15. 慢性閉塞性肺疾患　※2
16. 両側の膝関節または股関節に著しい変形を伴う変形性関節症

※1：アルツハイマー病、ピック病、脳血管性認知症、クロイツフェルト・ヤコブ病など
※2：肺気腫、慢性気管支炎、気管支喘息、びまん性汎細気管支炎

ン）の作成を依頼します。これは、どのようなサービスをどのように利用するかを決めるもので、利用者や家族とケアマネージャーがよく話し合って作成します。その後、介護事業者と契約してサービスが開始されます。

一方、施設に入所する場合は、希望の介護保険施設と契約し、その施設のケアマネージャーに施設介護計画（ケアプラン）を作成してもらいます。介護保険施設は、要支援ではなく要介護の認定を受けていないと利用できません。

介護保険が医療保険と違うのは、使えるサービスの枠が決まっていることです。医療保険は、かかった医療費の1～3割が自己負担で、使える医療費に上限はありません。しかし、介護保険は点数制で、その点数の中でサービスを受けなければなりません。ですから、その枠の中でどれだけ有効な支援を受けられるかをよく考えてサービスを決めます。

介護保険の点数の差は、要介護1と要介護5では、2・5倍違います。つまり、要介護5の人は、要介護1の人より2・5倍多くサービスを受けられるのです。

また、在宅医療を受ける場合、医療サービスのほうが介護サービスより点数が高いので、高い点数の医療支援を受けてしまうと、ほかのサービスを受けられなくなってしまいます。

介護保険を利用するまでの流れ

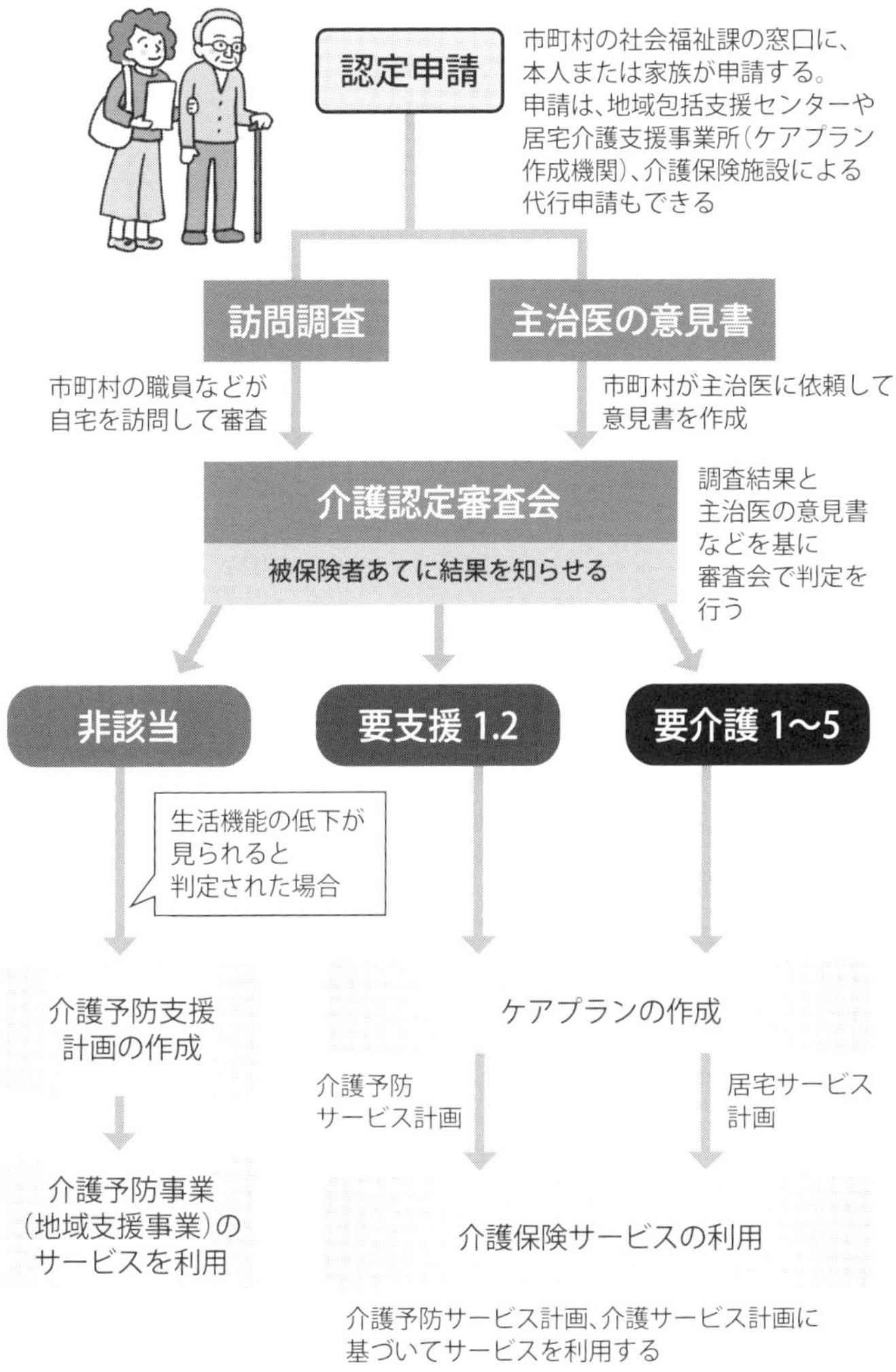

ですから、どのようにサービスを組み合わせるかということも大事です。

厳しくなっている介護度の判定

介護度は定期的に見直されます。初回の認定期間は6か月と短めに設定して、その間に利用者の様子を観察します。状態が落ち着いているようなら、2回目以降の認定期間は1年以上になります。通常は、1年に1回更新しますが、症状が重く、回復の見込みが立たないような場合は、2年に1度の更新になります。更新によって介護度が変わると、最初の認定期間は6か月になります。

介護度の判定は、年々厳しくなっています。そのため、介護度と実態が合わないと感じ、決められた介護度に不満を持つ人もいます。不満の多くは、「更新して介護度が下がった」、「要介護から要支援になった」という内容のものです。年々年をとって体は衰えていくのに、介護度が下がるのはおかしい、という不満です。

介護度に納得がいかない場合は、介護認定の再申請ができます。しかし再申請しても、介護度の判定を覆すのはむずかしいようです。ですから、見直しの時期が近づいてきたら、あらかじめケアマネージャーが次の介護度を予測して、利用者やご家族に伝えることもあります。

介護度が下がり、再申請したら上がったという、珍しい事例があります。子どもがいない夫婦二人暮らしで老老介護のHさんは、要介護1から要支援2になりました。要介護から要支援になると、受けられるサービスがだいぶ限られてきます。

Hさんは病院に行くのに介護タクシーを使っていましたが、介護タクシーは要支援では使えません。病院に行く足がなくなってしまったHさん夫婦は、主治医の書いた意見書の書き方が悪かったのではないかと思い、かかりつけ医に意見書を書き直してほしいと掛け合いました。ところが医師はそれに応じず、困って私のところに相談に来ました。

そこで、私のほうで意見書を書き、再申請したところ、それが通ってHさんは要介護1に戻ったのです。Hさんからは大いに感謝されましたが、決して私の意見書の書き方がよかったわけではありません。

それ以来、Hさん夫婦は、私の外来に通われるようになりました。ただ、かかりつけ医と当院との関係は険悪になってしまいました。こうした事例は、医師なら少なからず経験されていると思います。

介護度の判定には介護認定審査会があり、医師や保健師、ケアマネージャーなど、保健・医療・福祉の学識経験者が集まって、主治医意見書も厳しくチェックされます。あまりにも不合理な意見書を書けば、書いた医師の資質さえ疑われかねません。介護度は医師の書いた意見書だけでなく、訪問調査員の報告書に基づいて審議され、総合的に判断されます。

しかし、介護度の判定については不透明なところもあり、誰もが納得できるという状態からはほど遠いようです。特にいま、判定が厳しくなっているためか、不満を持つ人が増えており、クレーマー化する傾向もあります。

介護保険制度は、利用者の自立を支援するためにつくられた制度で、それを具体的に展開するために在宅介護が推し進められてきました。しかし判定が厳しくなり、家族の身体的・経済的負担が増えれば、在宅介護や在宅医療が逆にむずかしくなり、利用者の自立支援は遠のきます。

判定が厳しくなっている背景には、介護保険の財政問題があります。限られた財源の中で、介護認定を申請する人は増え続けています。支援を必要とする人が増えれば、当然支出が増大しますから、介護度が厳しくなるのは自明のことです。この先、介護保険制度が維持できるのかどうか、制度はまだ始まったばかりなのに、将来が危惧されます。

在宅で受けられる医療支援

在宅医療を受けている患者さんは、軽度の方から重度の方までさまざまです。慢性疾患があって服薬で病状を維持している人もいれば、末期がんでターミナルケアを受けている患者さんもいます。そういう幅広い患者さんをサポートしているのが、在宅医療の専門スタッフです。

在宅医療で受けられる医療サービスを、次にまとめました。

◎訪問診療・往診

在宅で治療が必要な患者さんには、クリニックや病院から医師が自宅を訪問して診療します。これを往診とか訪問診療といいます。しかし、両者には若干の違いがあります。

往診は、急に患者さんの具合が悪くなった時などに、患者さんや家族の要望に応じて医師が患者さんの家を訪問して、診療するものです。

それに対して訪問診療は、定期的に患者さんの自宅を訪ねて診療を行うものです。病気の治療だけでなく、患者さんの体調管理も含めて、継続的に患者さんをバックアップするのです。

厚生労働省は2006年から、365日24時間、往診や訪問診療に対応できる診療所、病院を「在宅療養支援診療所（病院）」として制度化しました。その数は、2012年時点で1万4500か所余りです。もちろん、届け出ている在宅療養支援診療所・病院だけが訪問診療や往診をしているわけではなく、かかりつけ医など、一般の診療所や病院でも行っています。在宅医療は、こうした在宅主治医の指示に基づいて行われます。

◎訪問看護

医師よりもう少し身近な存在として、大きな役目を果たしているのが訪問看護師です。訪問看護ステーションから専門の看護師が患者さんの自宅を訪問して、その病状や療養生活を医療者の目で見守り、必要なケアを行います。

訪問看護も、365日24時間対応が基本です。利用できるのは病気や障害のある人で、在宅医の「訪問看護指示書」に基づいて、必要な支援を行います。それは医療的な処置から療養的なケアまで、幅広いものです。

医療的な処置には、褥瘡（床ずれ）の処置や予防、傷の手当、点滴、医療機器の管理、血圧や体温の管理、胃ろうやカテーテルの管理などがあります。

療養的な介助としては体の清拭、入浴介助、食事や排泄の介助などがあります。それ以外にも、ターミナルケアのお手伝いをしたり、家族の相談に乗ったり、介護方法のアドバイスなども行います。また、訪問リハビリと協力し合って、患者さんの機能回復を支援しています。

訪問看護は、特別なことがない限り、介護保険が適用されます。ただし、介護サービスより点数が高いので、どこまで訪問看護に頼むのかは、ケアマネージャーとよく相談してください。末期がんや国が指定した疾患、症状が急激に悪化して、頻回の訪問看護が必要だと医師が認めた場合は、医療保険が使えます。

◎訪問リハビリテーション

低下した機能を少しでも維持・回復させ、自立度を高めるために、リハビリ専門職による訪問リハビリテーションがあります。リハビリの具体的なアプローチには、理学療法、作業療法、言語聴覚療法があり、それぞれ専門の療法士によって行われます。

理学療法は、筋肉や関節を動かしたり、温熱などの物理療法を行って体の動きをよくし、日常の基本動作を高める療法で、具体的にはベッドからの起き上がりやトイレまでの移動、歩行訓練などを行います。

作業療法は、トイレや食事、入浴、着替えなど、日常生活に必要なあらゆる動作を視野に入れた訓練を行います。器具や道具を使った作業なども行い、機能の回復と向上をめざします。

言語聴覚療法は、聞く、話す、読む、書くといった機能がどの程度失われているかチェックした上で、言葉やコミュニケーションに関わる障害や、摂食・嚥下機能の回復訓練などを行います。

長期入院していた人は自宅に戻っても、なかなか思うように体を動かせません。病院のリハビリでできていたことも、在宅に戻るとできなかったりします。ですから、入院中に行ってきたことを、在宅生活にうまく適合させることも必要です。

訪問リハビリでは、こうした実践的な訓練だけでなく、福祉用具の選び方や使い方、手すりやバリアフリーなどの住環境整備のアドバイスなども行います。

訪問リハビリの窓口は医療機関や訪問看護ステーションで、在宅主治医の指示や家族の要望によって要請されます。通常のリハビリは介護保険が適用されますが、寝たきりやそれに近い人、重症筋無力症など厚労省が定める一定の病気には医療保険が適用されます。

訪問リハビリに際しても、困った事例があります。ALS（筋萎縮性側索硬化症）で気管切開をしている患者さんがおられました。51歳で急に発症された男性のAさんです。

Aさんは市内の病院で診断を受けました。診断を受ける一年前までは普通に働くことができていました。当院で加療することになり、胃ろうを作成して、気管切開を実施しました。ご家族の熱心な支援のもとで在宅に戻ることができ、当院から、在宅での訪問リハビリを開始しました。

当然、リハビリを行うと痰の排出が多くなるので、吸引をしなければなりません。口腔内の唾液等の吸引を実施することは、リハビリスタッフには許可されています。しかし、気管切開の部分からチューブを挿入して痰を吸引する操作は、気管や気管支の解剖を十分理解していないと実施できない行為なのです。

Aさんの家族には、こうした行為が許されているのですが、リハビリスタッフの場合は、一定の講習等を受けていないと実施できません。当院では、医師や看護師の指導のもとで所定の講習をしてから、Aさんのような気管切開を施されている患者さんのもとに派遣をしています。

法律等で、いろいろな在宅での処置の実施に関して制約があるのも事実です。ただ、所定の研修を受けていないからといって、目の前で痰量が増加して苦しんでいる患者さんに対し、見て見ぬふりはできません。このような、理不尽ともいえるつらい現状があることも理解していただきたいと思います。

◎訪問薬剤指導

高齢になると服用する薬が多くなり、患者さんが薬を飲み忘れてしまったり、薬の管理ができなくなったりします。また、ご本人や家族が処方された薬を薬局まで取りに行けないこともあります。そういう時に役立つのが、薬剤師による訪問薬剤指導です。

訪問薬剤指導は、医師の処方箋に従って薬を調剤し、患者宅に届けながら、患者さんの薬の管理をします。薬の飲み忘れや飲み過ぎがないか、薬の副作用や複数の薬による相互作用がないか、患者さんの体調はどうかなど、訪問の際にチェックします。

また、患者さんが飲み忘れや飲み間違いがないように、薬を飲むタイミングごとに薬を一つにまとめたり、服薬カレンダーをつくって患者さんを支援します。

訪問薬剤師には、医師に直接聞けない薬のことも気軽に相談できます。

◎訪問栄養指導

糖尿病、高血圧、脂質異常症、肥満、腎臓病、肝臓病などの病気は、食事制限がありま す。入院中は管理栄養士が食事を管理していましたが、退院すると、食事管理がおろそか になりがちです。また、嚥下が困難な高齢者は、流動食が必要になります。

そういう患者さんの自宅を管理栄養士が訪問し、ご本人や家族に栄養指導や食事指導を 行うのが訪問栄養指導です。

訪問栄養指導は、介護保険で要介護の人や医療保険を受けている人で、栄養指導が必要 だと医師が判断した場合に受けられます。

管理栄養士は、医師やケアマネージャー、看護師などと連携して栄養ケア計画書を作成 し、それに基づいて指導を行います。指導時間は30分~1時間程度で、月2回まで定期的 に訪問します。3か月ごとに患者さんの栄養状態を評価して、サービスの継続が必要かど うかを見直します。

◎訪問歯科診療

歯科医師、歯科衛生士の訪問によって、虫歯や歯周病の治療、入れ歯の作製・管理、口腔ケア（口の中のお手入れ）なども在宅でできます。最近、歯周病などの口の中の疾患が全身の炎症性疾患を引き起こしていることがわかり、口腔ケアが重視されるようになりました。がんの手術の前に口腔ケアを行うと、予後がよくなることもわかっています。また、誤嚥性肺炎を防ぐためにも、口腔ケアをして口の中をきれいに保っておくことが大事です。

驚くことに、歯垢1ｇの中には細菌が10億個もいるといわれています。ですから、食べ物を誤嚥しなくても、唾液によって容易に誤嚥性肺炎になることが想像できます。私は、入院中から、しっかりとハミガキをするように、最低、日に3回はハミガキをするようにと、患者さんとご家族にお話しししています。

しかし、歯科の訪問診療は、医科の訪問診療に比べて、あまり普及していません。「在宅療養支援歯科診療所」の制度も創設されましたが、届け出をしている歯科医院は2011年2月時点で4028か所と、まだ少ないのが現状です。

高齢になると、入れ歯が合わなくなったり、入れ歯や口の中の手入れを自分でできなくなってきます。家族も口の中のことまで目が行き届かないので、口の中が不潔になりがちです。歯科診療や口腔ケアの必要性は高いのに、歯科業界がそれに追いついていないのが現状です。

以上述べてきたような訪問サービスを組み合わせれば、自宅にいてもほとんど病院と遜色のない医療を受けられます。しかも、患者さんや家族の状況に合わせてサービスを組み合わせられるので、在宅医療はオーダーメイドの医療に近いとも言えます。

在宅医療と在宅介護の連携

在宅医療で重要なのは、介護サービスとの連携です。介護サービスは、利用者が生きていくために必要な、衣食住をまかなうためのヘルプで、要支援、要介護の人が在宅での生活を維持するためになくてはならないものです。

介護サービスには、自宅に介護者が訪問する訪問介護サービスと、利用者が老人保健施設やデイサービス事業所に通う通所介護サービス、施設に短期間入所するショートステイがあります。

ケアマネージャーは、利用者や家族がどんなサービスを受けたいか、要望を聞き取った上で、在宅医療が必要な場合は、かかりつけ医（在宅医）が書いた指示書に従ってケアプランをつくります。

在宅医療はそのプランに沿ってサービスが開始されますが、その時に大事なのは医療と介護の連携です。

訪問介護サービスでは、食事の介助、入浴介助、おむつ交換などの排泄の介助、買い物、掃除、洗濯、調理などの生活支援を行います。介護ヘルパーは、利用者の生活の底辺を支えており、利用者にとっていちばん身近な存在です。

ですから、患者さんの状態や日常の様子については、ときどき訪問する医師や看護師よりもよく知っています。

患者さんの様子がふだんと違ったり、痛みを訴えたり、皮膚に変化などがあったら、いち早く訪問看護師や医師に連絡することが大事です。褥瘡も、軽いうちに気づいて看護師に連絡し、早期に処置すれば、治りも早くなります。

訪問看護師と介護ヘルパーは、役割分担があります。看護師は基本的には医療・療養的なサポートを行い、介護ヘルパーは生活介助が中心です。しかし、介助が重なることもあります。

たとえば、入浴介助は通常はヘルパーが行いますが、患者さんによっては看護師が行ったほうがいい場合があります。病気があって入浴に注意が必要だったり、入浴後に傷の処置などが必要な場合です。そういう医療的な処置が伴う介助は、通常は看護師が行います。

しかし、役割分担していることで、自分の仕事を制限してしまうこともあります。これは看護師の仕事だから、あるいはヘルパーの仕事だから自分はしなくてもいいと線を引いてしまうと、利用者は次に看護師（ヘルパー）が来るまで放置されてしまいます。

自分のテリトリーでないから、しなくていいという発想は、無関心の原因になります。自分のテリトリーではなくても、患者さんに支援が必要だと判断したら、臨機応変に対処し、看護師の処置が必要だと判断したらすぐに連絡するという体制が必要です。

大事なことは、患者さんの情報を、その患者さんのサポートに関わる全員が共有することです。そのためには、医療と介護の緊密な連携が必要になります。

在宅支援の拠点は居宅介護支援事業所

在宅介護であれ施設介護であれ、最初から利用者やその家族に関わるのがケアマネージャーです。介護サービスを受けている人には、必ずケアマネージャーがつきます。

ケアマネージャーは、正式名称を「介護支援専門員」といい、２０００年に介護保険制度が導入された際に誕生した資格です。国家資格ではありませんが、公的な資格で、各都道府県が行っている「介護支援専門員実務研修受講試験」に合格し、さらに実務研修を受けると取得できます。

ケアマネージャーの仕事は、ケアを必要とする人の相談に乗り、最適なケアが受けられるように総合的に支援をコーディネートしたり、マネジメントすることです。具体的にいうと、ケアプランの作成や、関係機関との連絡・調整を行うことです。「介護が必要な人と介護保険サービスをつなぐ仕事」と言い換えることもできます。

在宅支援の場合、ケアマネージャーは居宅介護支援事業所に所属しています。ここが在宅支援の拠点ですから、要介護認定が認められたら、居宅介護支援事業所に連絡して、今後どのように介護サービスを受けたらいいのか、ケアマネージャーと相談します。そして、ケアプランを策定します。今後の介護サービスは、このケアプランに沿って、受けることになります。

老健施設や特別養護老人ホームなどの介護保険施設に入所する場合は、施設のケアマネージャーがこれらの支援を行います。

ちなみに、ケアマネージャーは、介護ヘルパーが行う要介護者への身体介護や生活支援は、基本的にはできません。介護ヘルパーの仕事をするには、別途、介護職員としての研修が必要です。

つまり、ケアマネージャーができるのは、どのような介護サービスを受けるか、計画を立てるところまでです。実際に行う介護は、介護ヘルパーの仕事になります。

一人ケアマネージャーが増えている……困ったケースも

ここでケアマネージャーの実情についてお話ししておきましょう。

ケアマネージャーが担当できる利用者の数は、一人39人までと法的に決まっています。ケアプランを作成すると、一件当たり1万円から1万数千円のプラン料が収入となります。しかし担当利用者が39人を超えると、プラン料が減算されます。したがって大勢の利用者を抱えながら、居宅介護支援事業所が倒産してしまうケースもあります。

一方、個人経営しているケアマネージャーも少なくありません。ケアマネージャーの資格を持ち、事業所を自宅に置けば、誰でも活動できます。

最近は介護申請する高齢者が増えており、ケアマネージャーが不足しがちなので、こういう一人で活動する人が増えています。利用者にとって、どんなケアマネージャーに支援をお願いするかは、その後の生活すべてにかかってきます。ケアマネージャーの資質をよく見て、信頼できる人を選んでください。

実は、大変困ったケースがありました。誤嚥性肺炎で入院されたHさんがおられて、そのキーパーソンは一人娘の長女さんのみでした。仕事が忙しくて週に一回しか見舞いに来られないので、その代わりに、ケアマネージャーOさんが毎日、患者さんを訪問して、病状のチェックをしていたのです。

ところが、看護師さんやヘルパーさんの対応が悪いとクレームをつけたり、主治医に病状の説明を頻回に求めるのです。「私は、ご家族の代理人です。長女様が無口な方でいろいろと聞きたいことも聞けないので、私が代弁しているんです」といった調子でした。

Hさんの肺炎は治ったのですが、臥床期間が長かったのと栄養状態が悪かったため、仙骨部に褥瘡ができました。そこで同部位の切開を行い、毎日洗浄を行っていましたが、急激にはよくなりません。

するとOさんが当院ではよくならないからといって、市内のS総合病院への転院を申し出ました。本来、転院相談は病院間で行うものですが、S総合病院に勤務しているOさんの知り合いを通じて、形成外科外来受診の予約を行ってしまったのです。

私としては拒否することもできず、紹介状を書きました。当院での経過を記して、現在行っている治療と褥瘡の状態の写真も添付しました。すると、Ｓ総合病院の診察医師から、当院で行っている医療で問題ないので、転院までしても同じなのではと、転院不要とのお返事をいただきました。

それでも、ケアマネージャーＯさんは納得できずに、市内のＮ総合病院への紹介を希望されました。私は同じ結果だとわかっていたので、長女さんと相談して、Ｏさん抜きで、今後のＨさんの治療方針について話しました。

最終的には当院で洗浄を繰り返し、褥瘡部の下地ができた段階で、当院の形成外科の先生と皮弁形成術を行い、無事に施設に転所となりました。このように、過度に熱心なケアマネージャーさんとの出会いでしたが、こうした事例は多々あるのではないでしょうか。

在宅への橋渡し、老健施設とは

病院を退院したけれども、自宅にすぐに戻れない人にとって、病院から在宅への橋渡しをするのが介護老人保健施設（老健施設）です。介護を必要とする高齢者の自立を支援し、家庭への復帰を助ける中間施設として、老健施設は病院とも特別養護老人ホームとも異なる役目を担っています。その主な役割は、次のようなものです。

①包括的ケアサービス施設としての役割

老健施設は、介護を必要とするお年寄りだけでなく、がんのターミナルケアも含めて、ケアを必要とする人ならどんな障害、どんな症状のある人でも受け入れています。しかし、老健は終の棲家ではありませんから、終末期の患者さんも余命が見えてきたら、在宅にお返しすることになります。

②リハビリテーション施設としての役割

老健施設には、理学療法士、作業療法士、言語聴覚士というリハビリの専門職がそろっており、一日も早く在宅に帰れるように、集中的に維持期のリハビリを行っています。

③在宅復帰施設としての役割

老健施設の目的は、利用者をあくまで在宅に帰すことです。ですから、脳卒中、廃用症候群、認知症などの利用者が自宅に帰っても困らないような、より生活に密着したリハビリや支援を行い、なるべく早い在宅復帰をめざします。

COLUMN 5

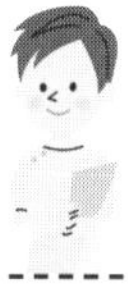

デイサービスとデイケアの違い

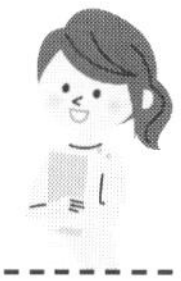

デイサービスとデイケアを混同している人がいますが、この二つはまったく違うものです。どちらも日帰りの通所サービスですが、デイサービスは介護に重点を置いたもの、デイケアはリハビリを目的にしたものです。

デイサービスは通所介護ともいいます。このことからわかるように、食事や入浴サービス、レクリエーションなど身の回りの世話を中心にしたもので、デイサービス事業所で行っています。

一方、デイケアは通所リハビリともいい、リハビリの専門家が医師の指示に従って訓練を行います。こちらは老健施設などで受けられます。

しかしどちらも、家族の負担を軽減したり、利用者の閉じこもりを予防するなど、共通の目的のもとで行われているサービスです。

④在宅生活支援施設としての役割

在宅支援を受けている人も通所してサービスを利用できます。ここではデイケア、ショートステイなどのサービスのほか、利用者、家族を問わずいろいろな相談に乗っています。

⑤地域に根ざした施設としての役割

老健施設は、「中学校区に一つ」を目安につくられています。それだけ地域に密着しているということで、自治体や各種事業者、保健・医療・福祉機関などと連携し、地域と一体になったケアを積極的に推し進めています。

国はいま、地域包括ケアシステムを構築し、地域全体で高齢者をケアする体制をつくっています。老健施設はその中心的な役割を期待されており、老健施設自体も施設完結型ケアから地域完結型ケアに移行しつつあります。

地域医療の中の中核病院の役割

医療機関にはいろいろな規模の病院やクリニックがあり、それぞれが同じ地域で役割分担しながら、連携しています。

みなさんが具合が悪くなった時、最初にかかるのは近所のクリニックや診療所でしょう。この、地域のクリニックや診療所を「一次医療機関」といい、厚生労働省は「かかりつけ医」として位置付けています。

患者さんは、まずここで診察してもらい、軽い病気や慢性疾患なら、ここで治療を受けます。しかし精密検査が必要だったり、手術や入院が必要な場合は、もう少し設備の整った大きい病院を紹介してもらいます。

それが「二次医療機関」と呼ばれる中核病院です。専門の科を持つ総合病院で、必要な検査はだいたい受けられます。病棟も一般病棟（急性期病棟）と回復期リハビリ病棟（療養病棟）があり、入院治療が可能です。

しかしさらに高度な治療が必要な場合は、大学病院などの「第三次医療機関」を紹介されます。高度な先進技術や専門性を備えた第三次医療機関は、特定機能病院として機能しています。ここで急性期の治療を終え、症状が安定した患者さんは、二次医療機関や一次医療機関に戻され、回復期のリハビリをしたり、通院で治療を続けたりします。

また、二次医療機関で治療を受けていた患者さんも、入院が必要なくなったら、地域の一次医療機関に逆紹介され、そこで通院しながら治療を受けることになります。

こうした地域医療連携システムで、中心的な役割を果たすのが地域の中核病院です。中核病院は、地域のかかりつけ医から紹介された患者さんをスムーズに受け入れ、急性期の治療や療養期のリハビリを行います。

また、退院にあたっては、患者さんやご家族の相談に応じ、安心して退院後の生活ができるように退院支援を行います。こうした患者さんの前方支援、後方支援を担っているのは、地域の中核病院なのです。

当院の位置づけ ―地域医療連携の仕組み

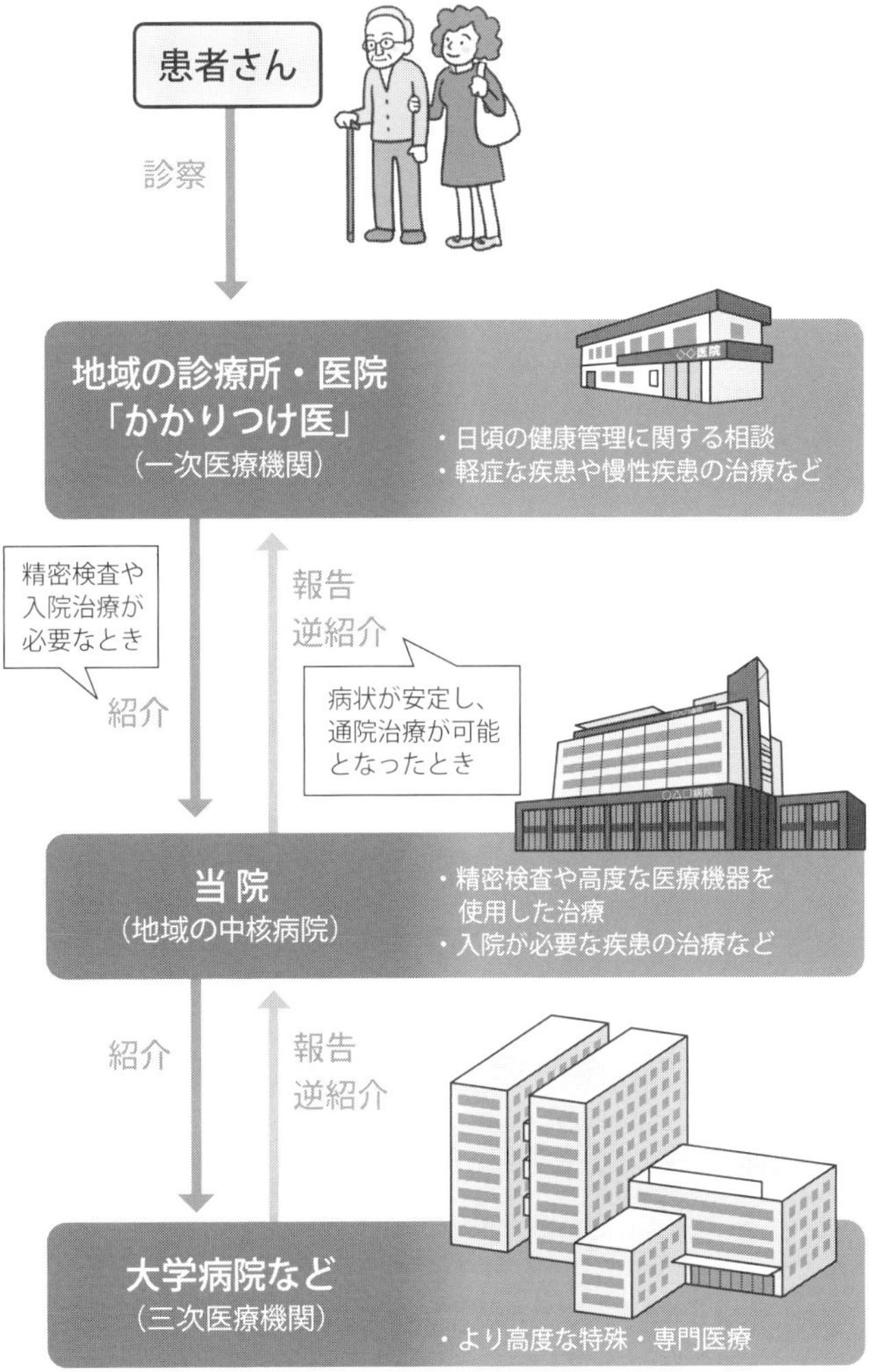

おわりに

本書の刊行に先立つ2016年1月、私は『もっとエンジョイできる透析医療』を出版しました。本書は、その続編です。

「エンジョイシリーズ」と銘打ったこのシリーズは、病気と闘っている患者さん、ご家族がもっと明るく元気になって、健やかな闘病ライフを送れるように、私たちが日々取り組んでいる試みを紹介したものです。今回は、在宅医療に焦点を当てました。

国はいま、高齢者の自立した生活を支援するために、医療や介護、生活支援などのサービスを地域で包括的に受けられるような「地域包括ケアシステム」構想を推進しています。少子高齢化の波とは裏腹に、在宅医療への流れはもう止まることはなく、この先さらに加速されることでしょう。

しかし、現場で実際に在宅医療を支援していると、矛盾や課題がたくさん見えてきます。

地域の医療資源はまだまだ不足していますし、病院とクリニック、施設の連携も十分取れているとはいえません。在宅医療はまだ緒についたばかりで、私たちの取り組みもこれからが正念場です。

そのような中、当院は2016年5月に新生オープンしました。病床数は145床に増え、文字通り地域の基幹病院として、大きな責務を感じているところです。そして、旧病院は耐震工事が終了して、2016年11月に療養病床専用の113床がオープンしました。名称も、岡山西大寺病院附属中野分院と命名しました。医療度の高い患者さんが在宅に帰るために、3か月から6か月の加療が可能な病院です。

少子高齢化が進行し、人口が減少していくと、病院の役割もいままでとは違ってきます。地域との関わりはもっと深くなり、医療機関の役割分担もさらに進んでいくでしょう。地域の中核病院は一つに統合され、そのまわりにサテライトのようにクリニックがあり、各クリニックと病院が情報を共有して在宅医療を進めていく。そういう未来の展望が私には見えます。

いま私たちがめざしているのは、当院が地域の基幹病院として、もっと大きく発展していくことです。新しい病院のオープンは、その第一歩です。そして、これからどう地域に貢献し、住民のみなさまのお役に立てるようにするのか。その一つの大きな試みが、在宅医療への取り組みです。これからの私たちの取り組みが地域の中核病院のモデルケースになれるように、みんなで知恵をしぼっていこうと思っています。

著者

もっとエンジョイできる在宅《ざいたく》医療《いりょう》

2017年1月20日　初版第1刷

著　者 ―――― 小林直哉《こばやしなおや》
発行者 ―――― 坂本桂一
発行所 ―――― 現代書林
〒162-0053　東京都新宿区原町3-61　桂ビル
TEL／代表　03(3205)8384
振替00140-7-42905
http://www.gendaishorin.co.jp/
ブックデザイン ―――― 吉崎広明(ベルソグラフィック)
イラスト・図版 ―――― 村野千草

印刷：広研印刷(株)
乱丁・落丁本はお取り替えいたします。
定価はカバーに表示してあります。

ISBN978-4-7745-1615-8 C0047